Dr. med. Ingfried Hobert

Heilungsgeheimnisse der Aborigines

VERLAG PETER ERD MÜNCHEN

Die in diesem Buch aufgeführten Ratschläge wurden von Autor und Verlag sorgfältig geprüft. Eine Garantie bzw. Haftung kann jedoch nicht übernommen werden.

1. Auflage 1998
Umschlaggestaltung: Ulrich Ehrlenspiel
Umschlagfotos: Jörg Reuther (U1) und Ingfried Hobert (U4)
Illustrationen: Friederike Lutz
Redaktion: Renate Feichter
Lektorat, Satz: Ulrich Ehrlenspiel

ISBN 3-8138-0472-0

Inhalt

Vorwort

Logisches Denken bringt uns kein wirkliches Wissen der empirischen Welt, alle Kenntnis der Realität beginnt und endet mit der eigenen Erfahrung. ALBERT EINSTEIN

Neugierig und inspiriert von dem Gedanken, daß unser streng naturwissenschaftlich orientiertes Weltbild mit zunehmender Geschwindigkeit zu bröckeln beginnt, und beseelt von der Erkenntnis, daß es noch so unendlich viel Geheimnisvolles zwischen Himmel und Erde gibt, das rational mit den bislang gültigen Gesetzen nicht bewiesen werden kann, habe ich mir vorgenommen, einen Blick über den Tellerrand hinaus zu wagen. Ich hoffte, dabei in alten Kulturen und deren traditionellen Zeremonien und Heilweisen Antworten auf viele Fragen zu finden. Ich wollte den geheimnisvollen Energien auf die Spur kommen, die für das Entstehen von Leben und für den Erhalt unserer Existenz notwendig zu sein scheinen.
Es ist ein spiritueller Weg, eine Suche nach dem Sinn unseres Lebens innerhalb der Geheimnisse des Universums. Wer sich in diese Geheimnisse begeben will, muß dazu bereit sein, rationale Zweifel über Bord zu werfen und offen mit Mut und Entschlossenheit aus der Dunkelheit hinaus ins Licht zu treten. Voller Klarheit wird er dort die Gesetzmäßigkeiten des Kosmos erkennen und verstehen.
Schamanen und Medizinmänner der letzten heute noch existierenden Naturvölker wissen schon seit Urzeiten um die geheimnisvollen Kräfte, die das Leben steuern. Schamanismus ist nicht nur das älteste Heilsystem der Menschheit, sondern erweist sich gerade heute als ein großes mentales Abenteuer, durch das wir eine neue Wirklichkeit entdecken und Kraft schöpfen können für Gesundheit und Lebensfreude und gegen Krankheit und Tod. Besonders der australische Schamanismus erweist sich als äußerst heilsame Methode, die abhanden gekommene

Verbundenheit des Menschen mit der Natur und damit der Schöpfung wiederherzustellen und für die anliegenden Lebens- und Gesundheitsprobleme zu nutzen.
Auf der Suche nach dieser Quelle der Gesundheit und Lebenskraft, dem Geist der Natur, zog es mich schon seit Jahren nach Australien, dem geheimnisvollsten und urtümlichsten aller Kontinente. Die Ureinwohner Australiens, die Aborigines, hatten mich schon seit meiner Kindheit in ihren Bann gezogen. Von ihnen hoffte ich etwas über die Urkraft des Lebens und ihre geheimnisvollen Gesetze zu erfahren. Ich war mir sicher, diesen dort näher zu sein, als irgendwo sonst auf der Welt, denn nur noch hier schien es Stämme zu geben, die bewußt und mit eisernem Stolz an ihren jahrtausendealten Bräuchen und Traditionen festhalten, trotz aller Verlockungen der sie umgebenden Zivilisation. Ihr Glaube an den Großen Geist und seine Lebensgesetze wird seit über 50 000 Jahren von Generation zu Generation weitergegeben. Er beinhaltet Weisheit und ein tiefes Naturverständnis. Diesem Wissen über die Natur und ihre Gesetze hatten es die ersten Ureinwohner zu verdanken, daß sie die Herausforderung des Überlebens auf diesem harten Kontinent meistern konnten.
Für die Aborigines hat das Land seit jeher eine dynamische, schöpferische Kraft. Es ist Land aus der Ursprungszeit der Schöpfung, lebendiges Land, welches aus Himmel, Wolken, Flüssen, Bäumen, Wind, aus Erde und Sand und einem alles durchströmenden Geist besteht. »Es ist etwas, aber es ist doch kein Ding, es ist eine lebendige Einheit. Es gehört untrennbar zu mir und ich gehöre dem Land. Ich ruhe darin, ich komme von dort«, sagte mir Guboo Ted Thomes, ein Yuin-Schamane, den ich später traf.
Kaum ein anderes Volk auf der Erde ist derart fest in seinem Land verwurzelt wie die Aborigines, und kaum einem Volk gelingt es, derart rein und klar die geheimnisvolle Energie aus der Traumzeit, der Zeit vor der Zeit, mit all seiner Weisheit lebendig zu erhalten. Der Traum ist es, der in unvergleichlicher Weise dieses Volk direkt mit dem Geist des Landes und der Ahnen verbindet. In ihm ist das geballte Wissen der Schöpfung vereinigt. Gelingt es, diesen Traum wachzurufen, diese Verbindung herzustellen, so kommt dies einer Ankopplung an die Schöpferkraft gleich und bedeutet damit Gesundheit, Wohlbefinden und ewiges Leben.

Ich brannte vor Neugier, als ich das in den Farben der Aborigines exzentrisch bunt bemalte Flugzeug der Quantas Airlines bestieg. Würde ich etwas über das uralte spirituelle Wissen der Aborigines erfahren? Würde ich zu mystischen Erkenntnissen gelangen, die uns befreien könnten aus unseren Verstrickungen von Unzufriedenheit, materiellem Besitzstreben und Krankheit? Wie wertvoll muß ihr Verständnis von Krankheit und heilbringender Gesundheit doch sein, wissenschaftlich unverfälscht, echt, natürlich und nur auf überlieferter Erfahrung und damit wahrhaftiger Beobachtung beruhend! Welcher reiche Schatz an Wissen über die Geheimnisse hinter der Natur muß hier verborgen sein! Ein ausgiebiges Studium der Literatur über diesen Kontinent und seine Bewohner hatten mich schon etwas auf das vorbereitet, was mich erwarten sollte, jedoch war es trockenes, theoretisches Wissen ohne eigene Erfahrungen und Emotionen.
Ich hoffte sehnlichst, mit den Hütern der Traumzeit zusammenzutreffen, an ihren heiligen Plätzen zu meditieren und vielleicht einigen Zeremonien beizuwohnen, aber dennoch wollte ich in das Land reisen, ohne zuvor einen genauen Plan festzulegen. Ich wollte offen sein für alles, was auf mich zukommen würde, und vertraute darauf, daß ich zum richtigen Zeitpunkt am richtigen Ort sein würde, wenn ich mich treiben ließe. Ich wußte von früheren Reisen, daß ich mich auf meine Intuition verlassen konnte. Das Schicksal würde mich schon an die richtigen Orte lenken ...

Einleitung

Ich bin zutiefst der Überzeugung, daß wir alle zusammen eine neue Spiritualität finden müssen. Dieses neue Konzept muß parallel zu allen bestehenden Religionen entwickelt werden, damit alle guten Menschen daran teilnehmen können. Dieses Konzept muß mit Hilfe der Wissenschaft in die Welt gebracht werden. Es könnte uns zur Manifestation einer säkularen Moral verhelfen, etwas, wonach wir alle suchen. DALAI LAMA

Die Abenddämmerung war gerade hereingebrochen. Gedankenversunken lag ich, angelehnt an die riesigen Wurzeln eines uralten Feigenbaumes, am Fuße des Goolaga Mountain, eines der heiligsten Berge der Aborigines im Süden Australiens. Jetzt war ich hier, und der Zauber des Landes hatte bereits Besitz von mir ergriffen. Mir war, als spürte ich etwas wie einen geheimnisvollen Schleier über diesem Land, und selbst dieser uralte Baum, unter dem ich lag, schien mir ebenfalls etwas Außergewöhnliches mitteilen zu wollen. Ich spürte eine Energie, die von ihm ausging, sie schien mir Kraft zu geben. Hoch über mir durchdrang der unverwechselbare Ruf des Peitschenvogels, der sich an meinem Baum auch sehr wohl zu fühlen schien, die Harmonie der nächtlichen Geräusche. In nicht allzuweiter Ferne hörte ich das Quaken einiger Frösche, gemischt mit dem Zirpen unzähliger Grillen.
Ich war in dieses Land gekommen, um zu lernen und einen Hauch dessen zu spüren, was die Aborigines so intensiv mit ihrem Land verbindet und was uns »Zivilisationsmenschen« abhanden gekommen zu sein scheint. Zu stumpf und unsensibel sind die Instrumente der Wissenschaft, um das zu sezieren und zu beschreiben, was sich die Ureinwohner dieses Landes über Jahrtausende an mystischen Kräften erhalten haben. Ich wußte nur allzu gut, daß all mein Wissen über diese Menschen wertlos war, ohne eine Erfahrung dessen, was hier für den

menschlichen Verstand ungreifbar zwischen Himmel und Erde, zwischen den Aborigines und ihrem Land vor sich geht.
Ich hoffte, morgen bei meiner ersten Begegnung etwas darüber zu erfahren von einem Hüter der heiligen Stätten des Mount Dromedary bzw. des Goolaga Mountain, wie die Aborigines ihren heiligen Berg nennen. Er soll einer der Geheimnisträger dieser ungeheuer reichen Yuin-Kultur sein, die man wegen nicht vorhandener Baudenkmäler und fehlender Schriftsprache allgemein etwas abschätzig als primitiv bezeichnet. Was ist jedoch mit dem unschätzbaren, seit über 50 000 Jahren weitergegebenen Wissen über Ursprung und Sinn der Existenz, das von der quasi letzten Instanz vor den Göttern bzw. Traumzeitwesen herrührt?
Würde sich die Vermutung bestätigen, daß unser altes Weltbild ausgedient hat? Sind die 500 Jahre naturwissenschaftlichen, kausalanalytischen Denkens, die eine klare Trennung zwischen Aberglauben und rationalen Fakten gebracht haben, überwindbar? Stichfeste Beweise für scheinbar alle Naturereignisse wurden gefordert und schließlich von Wissenschaftlern aus aller Welt geliefert. Spiritualität und Mystik fanden in diesem Denken jedoch keinen Platz mehr, sie wurden verdrängt und als Unsinn verwirrter Geister abgetan.
Die Vorstellung, nur an das glauben zu können, was wir mit eigenen Augen sehen oder mit den Händen ertasten können, was letztlich unser Verstand begreifen kann, ist tief in unserem Denken verwurzelt. Durch diese Grundhaltung gelang es der Wissenschaft, systematisch alles Mystische aus den Köpfen der Menschen zu verbannen, und selbst die Kirche hatte Schwierigkeiten, sich mit ihrer Vorstellungswelt zu behaupten. Dem Modell Isaak Newtons folgend, schloß man daraus, daß das Universum gleich einer riesigen Maschine einem vorherbestimmten Gesetz folgt, welches sich rein mathematisch jederzeit darstellen läßt. Parallel stattfindende, nicht in das Gesetzesmuster passende Ereignisse wurden als Zufall abgetan.
Ohne jeden Zweifel hat dieses Vorgehen uns bei der Erkundung der Naturphänomene große Dienste geleistet, und viele segensreiche Errungenschaften der Wissenschaft wären anders nicht möglich geworden. Doch heute scheint es an der Zeit, auch jenen Dingen ihr Recht auf Existenz zu gewähren, die noch nicht beweisbar sind oder mit unseren

beschränkten wissenschaftlichen Methoden vielleicht nie beweisbar sein werden.
Was wäre mit unserem Weltbild, wenn sich herausstellen sollte, daß das, was wir alltäglich Zufall nennen, ebenfalls einer Gesetzmäßigkeit unterliegt? Die neuesten Erkenntnisse der Chaostheorie lassen dies bereits vermuten. Was also, wenn hinter scheinbar zufälligen Ereignissen eine Energieform steckte, die jeder einzelne von uns beeinflussen könnte? Die bahnbrechenden Erkenntnisse der Quantenphysik und die Forschungsarbeiten Albert Einsteins bestätigten bereits, daß Materie, spaltet man sie in ihre kleinsten Elementarteilchen auf, letztlich ständig in Bewegung ist, da sie aus kreisenden Energieströmen besteht. Bewegungen kleinster Einheiten, die sich, wie man kürzlich in Experimenten feststellte, entsprechend der Erwartungshaltung des Beobachters beliebig manipulieren lassen.
Sollten auch Gedanken Kräfte sein, die sich, einmal ausgesandt, in entsprechend sichtbarer Form manifestieren können? Setzen auch wir, so wie der Bauer die Früchte seiner Saat nach einer gewissen Zeit beobachten kann, mit unseren Gedanken eine Saat, deren Resultat wir später ernten werden? Wer von uns hat schließlich noch nie die Erfahrung gemacht, daß er selbst der Verursacher dessen ist, was scheinbar zufällig von außen auf ihn zukommt? Wie man in den Wald hineinruft, so schallt es heraus ...
Es ist bekannt, daß Pflanzen besser und intensiver wachsen, wenn man ihnen nur mehr Aufmerksamkeit und Liebe schenkt. Wie anders entwickelt sich ein Kind, wenn man ihm Energie in Form von Aufmerksamkeit, Achtung und Liebe schenkt, bzw. wie gegenteilig entwickelt es sich, wenn man Mißachtung, Respektlosigkeit und andere negative Gedankenmuster aussendet. Wer hat nicht schon an eigenem Leib erfahren, wie anziehend positive Gedanken und somit eine positive Ausstrahlung auf andere Menschen wirken und wie abstoßend eine negative Energieausstrahlung ist.
Genau um diese geheimnisvollen Kräfte, die das Leben zu steuern scheinen, geht es mir. Es geht um Energieformen, die man wecken und deren gesundheitsspendende Wellen man sich zunutze machen kann, um ein intensiveres und lebensfroheres Dasein zu führen. Während meine Gedanken immer euphorischer wurden, war es inzwischen tiefe

Nacht geworden. Ein geheimnisvoller Schleier hatte sich über den Berg, den wir morgen erkunden wollten, gelegt, und ich beschloß, die Hütte aufzusuchen, in die mich meine lieben Freunde Harald und Jutta eingeladen hatten.
Harald Tietze, groß und kräftig gewachsen, ist ein waschechter Bayer, der vor mehr als 15 Jahren nach Australien eingewandert war, um Heilpflanzen anzubauen und, wie sich später herausstellen sollte, viele interessante und lehrreiche Bücher über Kombucha, Spirulina, Papaja u.a. zu schreiben. Sein herzliches Lachen, seine beständige Freundlichkeit und Großzügigkeit sowie sein offenes Herz ließen mich seine Liebe zu allen Lebewesen spüren. Die ganze Aufmerksamkeit und Hingabe seiner Lebensgefährtin Jutta gehörte ebenfalls den Pflanzen, deren heilende Energien sie nutzte, um als Aromatherapeutin ihre Patienten zu heilen. Beide faszinierten mich durch das Lebensglück, das sie ausstrahlten, und die spürbare Liebe, die sie miteinander verband. Es war eine warmherzige und wohltuende Stimmung, wann immer wir drei zusammen waren.

Hierbei handelt es sich um den Abenteuergeist ..., die Grenzen der Welt zu verlassen, in der sie aufgewachsen sind ..., sich weiter zu bewegen als jeder andere vor ihnen ... in die Bereiche der Transzendenz ..., um zu erwerben, was ihnen fehlt, und mit dem erhaltenen Segen wieder zurückzukehren. JOSEPH CAMPBELL

TEIL 1

DIE HINTERGRÜNDE

Der heilige Berg

Die beste Art, gute Beziehungen zu jedem lebenden Wesen aufzubauen, besteht darin, das Beste in ihm zu suchen und diesem zu helfen, zu größtmöglicher Wirkung zu kommen. J. BOONE

Draußen im trockenen Herzen des australischen Busches, im Outback, schlägt seit Jahrtausenden langsam und regelmäßig ein uraltes Herz. Es wird getragen von Menschen, die seit jeher ihr Leben und ihre Kultur in unveränderter Form aufrechterhalten. Es ist eine einzigartige Gruppe letzter Überlebender, die versucht, mit dem Pulsschlag der Natur zu leben. Völlig unbeeinflußt von außen, geht es Ihnen nur um ihre Mitmenschen und die Natur, inmitten derer sie leben. Das Wissen von der wahren Beziehung zwischen Mensch und Natur, zwischen Mikro- und Makrokosmos, zwischen Diesseits und Jenseits wird von ihnen seit Generationen weitergegeben. Man nennt sie »Geschichten aus der Traumzeit«. Es sind Geschichten, Gedichte und vor allem Gesänge, die von der Zeit vor der Zeit berichten. Das in ihnen enthaltene Wissen dient den jeweiligen Nachkommen seit Urzeiten als Richtschnur für ihr Überleben.

Überleben unter extremen Bedingungen

Die ersten Einwanderer fanden ein rauhes Land vor, dem sie sich nach und nach anpassen mußten. So erkannten sie schon sehr früh, daß ein Überleben nur möglich war, wenn sie sich den extremen Bedingungen stellen und sich vollkommen den Gesetzen der Natur unterordnen würden. Ob in zentralen Trockengebieten oder in den tropischen Regionen, überall gelang es ihnen auf unterschiedlichen Wegen, sich die Naturgegebenheiten zunutze zu machen. Auf diese Weise entstanden von-

Die ersten Bewohner Australiens

Die ersten Ureinwohner kamen aus dem Norden. Wann dies war, ist unklar. Erst kürzlich entdeckte ein Paläontologenteam im tropischen Nordterritorium Australiens, nahe dem Örtchen Kununurra, Felsgravuren und werkzeugähnliche Steinartefakte, die zusammen mit einigen Ockerfunden die These untermauern, daß Australien schon vor ca. 116 000 Jahren besiedelt wurde. Dabei haben die Ahnen der Aborigines vermutlich die damals wegen des bis zu 150 Meter niedrigeren Meeresspiegels nur ca. 60 Kilometer breite Meeresstraße zwischen dem heutigen Indonesien (Timor) und Nordaustralien mit Booten überquert.
Die Zahl der Migrationen ist umstritten, man geht größtenteils von kleinen Einwanderergruppen aus Südostasien, insbesondere dem heutigen Ceylon, Indonesien und China, aus.
Vor dem Eintreffen der Europäer lebten in Australien bis zu 300 000 Aborigines, die sich auf 600 Stämme verteilten. Nach deren gezielter Ausrottung durch die Kolonialisten, lebten davon um 1860 nur noch ca. 80 000.
Während Holländer als erste Europäer um 1606 an der australischen Westküste landeten, erreichte James Cook 1770 die Südostküste und beanspruchte diese im Namen Großbritanniens. Kurz danach wurde 1788 in der Gegend des heutigen Sydney die erste Sträflingskolonie gegründet. Von dort erfolgte Schritt für Schritt die Kolonialisierung des Kontinents.
Heute stellen die Ureinwohner mit ca. 206 000 (1986) ca. 1,5 Prozent der Bevölkerung dar. Diese sind zu 99 Prozent als seßhaft registriert.

einander völlig unabhängige Stämme mit über zweihundert verschiedenen Sprachen, unterschiedlichen Lebensweisen, soziokulturellen Gebräuchen und Heilweisen. Diese werden seit Jahrtausenden von Generation zu Generation durch mündliche Überlieferung weitergegeben. Da die Lebensweise der Aborigines eng mit ihrem Land und den dortigen natürlichen Bedingungen verknüpft ist, sind die wenigen Abo-

rigines, die ihre traditionelle Lebensart erhalten konnten, nur außerhalb der Städte, besonders in den Weiten Zentralaustraliens und im tropischen Norden, zu finden. Nur sehr wenige von ihnen ziehen noch in kleinen Gruppen durch das Outback.
Ihnen ist es in besonderem Maße gelungen, dem Einfluß der Zivilisation zu widerstehen. Sie sind die letzten, die eine Tradition, die von weitreichendem Naturverständnis und tiefer Weisheit bestimmt ist, für die Nachwelt aufrechterhalten. Bewußt oder unbewußt scheinen sie uns etwas vorleben zu wollen, was wir einmal hatten, uns aber vor langer Zeit verlorengegangen ist.

Goolaga Mountain

Chack! Chack! Ich schreckte hoch. Der morgendliche Weckruf des Kookaburra, des Rieseneisvogels, schallte vom Dach unserer kleinen Hütte, der aufgehenden Sonne entgegen. Neugierig ging ich hinaus in den Garten. Am Horizont war der Himmel blau, und direkt über mir schaute hier und dort zwischen dicken weißen Wolken etwas Blaues hervor. Da, in der Ferne konnte ich seine Umrisse klar erkennen!
Gespenstisch lag er da, Goolaga Mountain, der heilige Berg der Aborigines, das obere Drittel in dichte Wolken gehüllt. Dahinter türmten sich pechschwarze Wolken auf, die langsam heranrückten. Es schien, als käme eine Regen- und Sturmfront direkt auf den Berg zu. War da nicht ein lautes Grollen in der Ferne? Als wolle der Berg uns drohen, uns davon abhalten, seine heilige Ruhe zu stören... Dabei waren wir nur wissensdurstige Touristen, keine staatlichen Sprengkommandos wie neulich, als der heilige Felsen der Yuin-Aborigines auf der Spitze des Berges gesprengt wurde, um einer Fernsehsendestation Platz zu machen.
In diesem Augenblick traten meine Gefährten Harald und Jutta aus der Hütte. »Er scheint noch immer böse zu sein wegen dem, was neulich mit dem heiligen Felsen geschehen ist«, sagte Harald, als hätte er meine Gedanken erraten. Ein Blitz zuckte in der Ferne über den Himmel. »Kommt, laßt uns erst mal in Ruhe frühstücken«, schlug er lachend vor. Nach einer leckeren Mahlzeit aus Tee und Früchten mit frischem Joghurt

machten wir uns auf den Weg. Der Berg lag vor uns, friedlich und bedrohlich zugleich, das Gewitter schien jedoch hinter ihm vorbeizuziehen.

Jack und das rote Band

Als wir nach einer guten halben Stunde an den Ausläufern des Berges ankamen, bog Harald in einen kleinen holprigen Schotterweg ein. Nach einigen hundert Metern öffnete sich vor uns eine Lichtung, in deren Mitte eine große Holzhütte stand. »Dies ist eine Reservatstation, in der nur Aborigines arbeiten«, sagte Harald. Während wir ausstiegen, ging die Tür des Holzhauses auf und mit langsamen Schritten schlürfte ein kleiner, grimmig dreinschauender Mann um die Fünfzig heraus. Mit seinen großen Augen musterte er uns aufmerksam, bevor er uns etwas zögerlich die Hand reichte und sich als Jack Little vorstellte. Als Harald uns bekannt machte und über unser Vorhaben berichtete, schaute er mich ungläubig an. Wie konnte sich ein deutscher Arzt in diese Wildnis verirren und sich für die heiligen Stätten in dieser abgelegenen Ecke der Welt interessieren?

Dann brachte er jedoch zum Ausdruck, daß es ihm eine große Ehre uns als Führer in dieser Gegend zur Verfügung zu stehen. Mit einer kurzen Bewegung seines rechten Zeigefingers schob er die vordere Krempe seines alten schwarzen Lederhutes nach oben.

Es war ein alter Lederhut, wie ich ihn in ähnlicher Form schon bei den Indianern Nordamerikas gesehen hatte. Er war allerdings mit einem breiten roten Band verziert, dessen Bedeutung wir später noch erfahren sollten.

Jack winkte uns zu einem bereitstehenden Allrad-Landrover. Mit einem breiten Grinsen im Gesicht und sichtlich stolz auf das, was er uns nun zeigen würde, fuhr er los. Auf einem schmalen, kurvenreichen und immer enger werdenden Holperweg kämpfte sich der Landrover mühsam den steilen Berg hinauf. Der Weg hatte inzwischen tiefe Schlaglöcher und war von immer größer werdenden Gräben zerfurcht. Für einen normalen Pkw war er inzwischen unpassierbar geworden. Auch wurde er mittlerweile so steil, daß der Wagen sich nur noch im ersten Gang vorwärtskämpfen konnte.

Plötzlich fiel mir ein merkwürdiges Geräusch auf. Es war, als würde

etwas an einem der Räder quietschen. Da, wieder und wieder, es mußte von den Rädern kommen! Auch jetzt schien Harald meine Gedanken zu erraten. »Hast Du Angst, daß durch das Singen der Nebelwaldzirpen unser Auto kaputtgeht?« fragte er mich lachend. Ich wurde rot, drehte verlegen die Scheibe herunter, um so gut es ging, in den Urwald zu lauschen. Da war es wieder, unglaublich, ich war noch immer sicher, daß es vom Wagen kam, beschloß dann jedoch, nach einem lächelnden Nicken von Jutta, die Erklärung vorerst nicht mehr anzuzweifeln.
Mittlerweile befanden wir uns mitten im tiefen Farnnebelwald. Die Nebelschwaden wurden dichter und dichter, bis die Sichtweite schließlich nur noch wenige Meter betrug. So krochen wir beinahe zwei Stunden durch den immer gespenstischer anmutenden Nebelwald. Endlich öffnete sich vor uns ein kleiner Wendeplatz, und Jack hielt mit einem erleichterten Seufzer den Wagen an. »Wir sind da«, sagte er andächtig, bevor er den Motor abstellte, die Tür öffnete und langsam ausstieg. Frische, etwas modrig riechende Waldluft wehte uns entgegen, und unsere Füße sanken im weichen, feuchten Waldboden ein. Riesige Farne in tiefstem Grün wucherten um uns herum. Wasser tropfte von Farnen, Eukalyptusbäumen und anderen palmenartigen Gewächsen.
Mit einem langen, an einem Ende bunt bemalten Speer in der Hand stieg Jack auf einen nahegelegenen Felsen. In einer uns unbekannten Sprache rief er plötzlich laut etwas in den Wald hinein. Er bat, wie er uns später sagte, die Schöpferwesen um die Erlaubnis, die Ruhe der heiligen Stätten stören zu dürfen. Dabei rief er die Namen eines jeden von uns in den Wald hinein, der sie regelrecht zu verschlingen schien. Dann händigte Jack jedem ein schmales rotes Band aus und wies uns an, es um die Stirn zu binden. Es sei ein wichtiges Symbol der Achtung vor den Schöpferwesen und den Urahnen. Er selbst trage dieses Band immer an seinen Hut, um ihnen so ständigen Respekt zu erweisen.

Fußmarsch durch die Zeit vor der Zeit

Nun begann unser Fußmarsch. Auf schmalen Pfaden kletterten wir zwischen wundersamen Felsformationen auf die Spitze des Berges zu. Von Zeit zu Zeit blieb Jack stehen und zeigte uns seltsam anmutende Felsbrocken, die jeweils erstaunliche Ähnlichkeit mit verschiedenen Tieren aufwiesen.

»Das gesamte Geistes- und Kultwesen unseres Volkes«, so berichtete Jack, »wurzelt in den Vorstellungen einer mystischen Ur- und Schöpfungszeit. Die Bezeichnung dieser Periode ist fast immer identisch mit dem Ausdruck »Traum«. Besonders intuitiv veranlagte Angehörige meines Stammes, wie unsere Medizinmänner, können noch heute das Urgeschehen, die Schöpfungszeit im Traum nachleben und schöpferische Kräfte ebenso wie Gesundheit daraus erwecken. Die Traumzeit war die Zeit vor der Zeit, als alles seinen Anfang nahm. Zu dieser Zeit durchstreiften Himmelswesen, wie z.B. die Riesenschlange Almudj, das ganze Land. Aus ihnen entsprangen Pflanzen, Tiere und Menschen. Sie gaben dem Land seine ursprüngliche Form und hauchten ihm Leben ein. Ihr Denken und Handeln bestimmte die Normen und Sitten derer, die sie hinterließen. Bevor sie verschwanden, um die Menschen über das Erschaffene wachen zu lassen, hinterließen sie sichtbare Teile ihres Selbst in Form tierähnlich aussehender Steinformationen, wie z.B. diesen Schildkrötensteinen hier.«

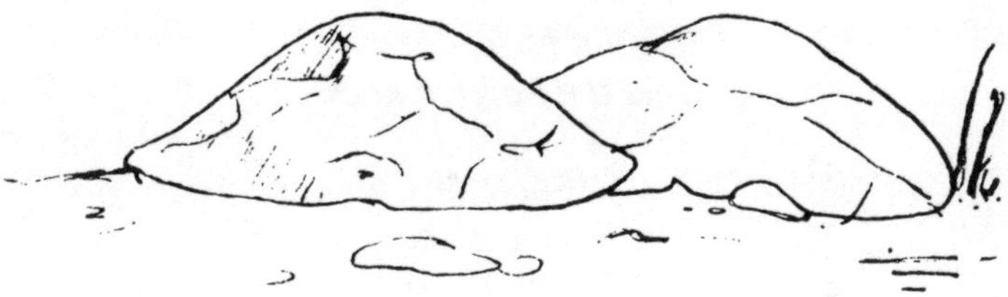

Jack zeigte auf eine Stelle, an der drei große Steine in Form eines Dreiecks dicht aneinander lagen. Alle drei ähnelten in erstaunlicher Weise dem Rücken einer Riesenschildkröte. »In dieser Gegend hinterließen sie nicht nur besonders viele Zeichen ihrer Schöpferkraft, sondern auch unsichtbare Kräfte. Diese Plätze, an denen ihre Kräfte noch immer wach sind, werden von uns als heilige Plätze verehrt. Hier kann man leicht direkten Kontakt zur Lebens- und Schöpferkraft finden.« Während Jack dies erzählte, setzte er sich zwischen die drei Felsen und deute uns an, einen Moment zu warten. Dann begann er ein Lied zu singen:

On top of Mount Dromedary
West of Tilba Tilba,
Overlooking the sea
There among the silver-top ashes
Stand the Dreamtime ancestors
And link with the earth
Of the Yuin tribe
The Kooris
Of Wallaga Lake Mission.

There stands the healing Rock
A spherical stone
Carved by aboriginal hands
Thousands of years ago
A source of healing power.

There stands the Whale Rock
The Serpent Rock
The Meditation Rock
The Turtle Rock
And the Dolphin Rock

Goolaga
Sacred place
Full of power.

The rocks are there.

Guboo Ted Thomas is the elder
Of the Yuin tribe
I've been there with him.
And he has explained the Rocks.
He says the Kooris had a
Dreaming connection
With the dolphins.
Come to celebrate the rocks.

Überrascht vom weichen Klang seiner Stimme klatschten wir begeistert Beifall. Es war eine mystisch anmutende Atmosphäre, im Nebelwald zu sitzen und Klänge eines alten Aborigines-Liedes, vermischt mit den Geräuschen des Waldes, zu hören. Jack stand auf und deutete uns mit einer Handbewegung weiterzugehen. Gespannt folgte ich ihm dicht auf den Fersen.

Weiße Larven und die Regenbogenschlange

Der schmale Pfad führte an merkwürdigen Geröllhaufen vorbei, aus denen uns die Ghost Gums (weiße Eukalyptusbäume) mit ihren silbrigen Blättern zuzuwinken schienen. Über den hohen Baumkronen zeigte sich ab und zu ein kleines Stück blauer Himmel. Während der Mittagsstunden erreichten wir ein Billabong, ein großes Wasserloch, in das sich ein kleiner Wasserfall ergoß. Plötzlich fing Jack an, mit einem Stock im Boden zu stochern, und ehe wir uns versahen, hatte er einige fette weiße Larven ausgegraben, die sogenannten Witchetty Grubs. »Sie sind sehr nährstoffreich, wollt ihr mal versuchen?« Schnell schüttelte ich verneinend den Kopf. Während Harald wohl auch eher zu den Feinschmeckern gehörte, war Jutta die einzige, die zugriff und tatsächlich nach der ersten Larve verzückt die Augen verdrehte.

»Hier«, sagte Jack und deutete auf eine Felsgruppe, »hat sich eines der Schöpferwesen, nämlich die Regenbogenschlange Almudj ihren Weg durch die Felsen erzwungen. Sie glitt flußaufwärts bis zu diesem Teich unter dem Wasserfall, nachdem sie die Welt erschaffen hatte. Dort lebt sie noch heute. Sie hat die Berge und tiefen Gewässer erschaffen und heute schickt sie uns jedes Jahr die Regenzeit und damit die immer fortwährende Erneuerung des Lebens. Von vielen Experten wird Almudj als das älteste, heute noch verehrte religiöse Symbol der Welt betrachtet«, sagte Jack mit einem Ton der Überzeugung, »Schließlich ist dies bereits viele Jahrtausende her. Hier unten, wo der Wasserfall in den tiefer gelegenen Teil des Teiches rauscht, müßt ihr sehr vorsichtig sein, denn tief dort unten lebt Almudj. An dieser Stelle dürft ihr weder baden noch fischen oder laut sprechen«, sagte Jack mit leiser, aber sehr bestimmter Stimme. »Auch dürft ihr hier keine Steine ins Wasser werfen.« Mich schauderte bei dem Gedanken, hier zu schwimmen und mit den Beinen unter Wasser zu strampeln... »Vor einigen Jahren bin ich mit einem

Das religiöse Weltbild der Aborigines

Das religiöse Weltbild der Aborigines läßt sich wissenschaftlich etwa folgendermaßen zusammenzufassen:

- ◇ Da es keine Schöpfung aus dem Nichts gibt, existierte bereits etwas, bevor die heutige Welt geschaffen wurde.
- ◇ Kraft und Energie sind vorweltliche Erscheinungsformen, die in Dingen und an Orten existieren und dort von besonders befähigten Menschen freigesetzt werden können.
- ◇ Das Wissen um diese Kraft und die Fähigkeit, diese einzusetzen, ist nur auf wenige »Erleuchtete« ausgerichtet.
- ◇ Die Welt besteht aus festgelegten Beziehungen, wobei jedes Ding seine Entsprechung hat (wie innen so außen, wie im Kleinen so im Großen ...).
- ◇ Der eigene Wille spielt eine entscheidende Rolle in allen menschlichen Dingen. Kraft seiner Energie ist alles erreichbar.
- ◇ Der Mensch ist nicht als sterbliches Wesen geschaffen.
- ◇ Jeder lebende Mensch gilt als Wiedergeburt der Urzeitwesen. Nach dem Tod kehrt die Lebenskraft wieder zum Ort ihrer Präexistenz zurück, um auf eine neue Reinkarnation zu warten.

(nach W. E. H. Stanner)

Archäologen hierher gegangen. Ihm sagte ich das gleiche, aber er hat einen Stein ins Wasser geworfen und nur darüber gelacht. In jener Nacht kam ein großer Sturm und fegte sein Lager samt seiner Zelte fort. Dabei war Trockenzeit!« Jack lachte, aber leise...

Traumzeit

Während wir weiter durch die bizarre Felslandschaft wanderten, erzählte uns Jack von Ritualen, Mythologie und Mystik seiner Vorfahren: »Grundlage der Mythologie meines Volkes ist die bereits erwähnte Traumzeit oder Schöpfungszeit. Der sprachliche Ausdruck für diese

Anfangsperiode ist in allen Eingeborenensprachen identisch mit dem Wort für Traum. Im Traum schafft der Mensch Verbindung zum Jenseits und damit zu den Geist- und Schöpferwesen. Von diesen gibt es drei wesentliche: Zum einen die Himmelsmenschen, die viele menschliche Eigenschaften besitzen, aber dennoch transzendent in einer idealisierten Gesellschaftsordnung leben, jedoch ohne direkten Bezug zum irdischen Geschehen. Ihnen gegenüber stehen die Erdenwesen, die durch eine äußere Kraft (nämlich die Schöpferwesen) zu Menschen gemacht wurden. Die Schöpferwesen existieren wie die Himmelswesen aus sich selbst heraus und zeigen menschliche Eigenschaften. Im Gegensatz zu den Himmelswesen haben sie wirkliche menschliche Gefühle, Interesse an und Zuneigung zu den Erdenwesen. Zwar sind sie sterblich, hinterlassen jedoch eine niemals endende Kraft auf dieser Erde.«

Rotes Känguruh und Weißer Hai

»Der Totemismus ist eine wesentliche Grundlage der australischen Gesellschaftsordnung. Jedes Individuum steht in mystischer Beziehung zu einer Tierspezies, Pflanzengattung oder Naturerscheinung. Jeder Stammesangehörige und sein

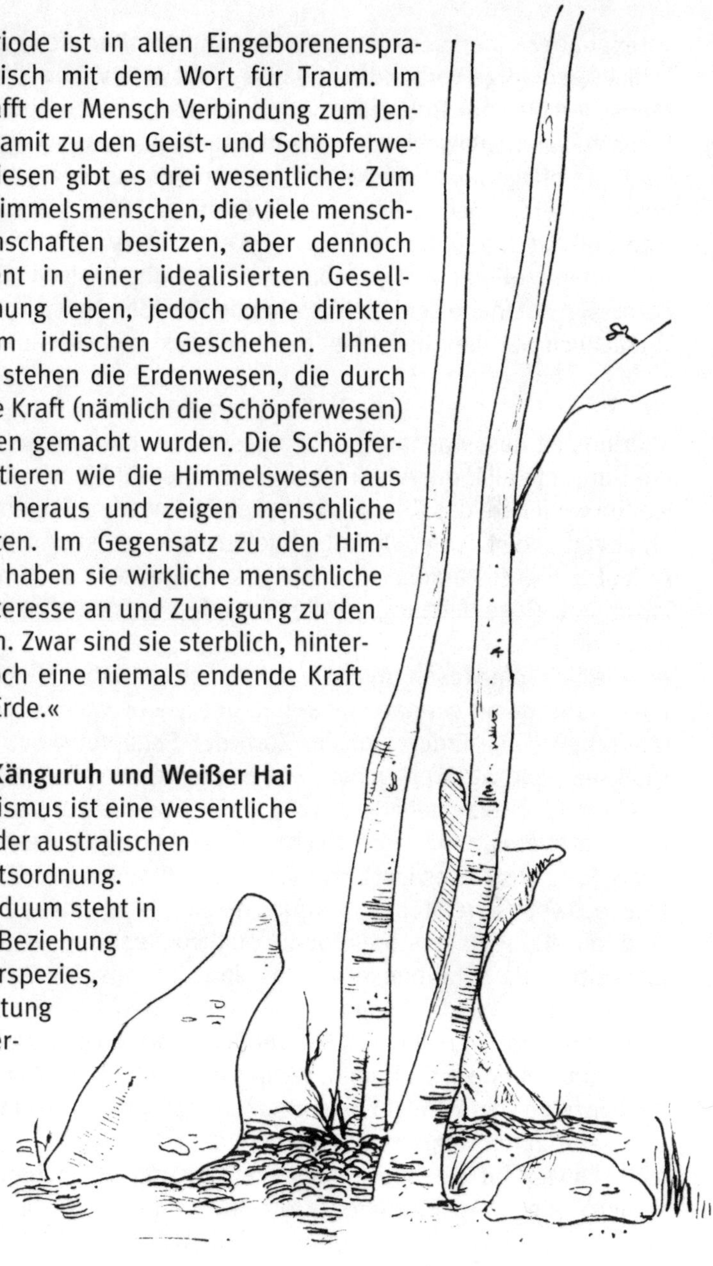

Totem haben einen gemeinsamen Stammvater. Dadurch besteht eine schicksalsmäßige Verbundenheit und somit eine Verwandtschaft. Menschen gleicher Totemzugehörigkeit haben sich zu übergeordneten Klans zusammengeschlossen, die in Ritual und Kult eine gemeinsame Tradition pflegen. Der Ehepartner muß immer aus einem anderen Klan gewählt werden. Ich selbst habe als Totem das Rote Känguruh, während das Totem meiner Frau der Weiße Hai ist. Seht ihr dort zwischen den großen Eukalyptusbäumen den hohen Felsen? Er hat die Form eines beinahe senkrecht stehenden weißen Hais.«
Tatsächlich war die Ähnlichkeit mit einem Hai verblüffend.

Bedrohtes Paradies

»Für uns ist das, was ihr das Paradies nennt, hier und jetzt: die Erde, die Natur mit all ihren Ausdrucksformen. Hier fühlen wir uns wohl, hier wollen wir leben, das Geschenk des Lebens in jedem Augenblick in vollen Zügen und in seiner Vielfalt genießen. Aber es ist unsere besondere Aufgabe, dieses Paradies in seiner Ursprünglichkeit zu bewahren. Dies ist unsere Gegenleistung an die Schöpferwesen, dafür, daß wir hier leben dürfen.
Als die Schöpferwesen uns nämlich verließen, haben sie uns die Erde anvertraut, damit wir nach ihr sehen und sie bewachen. Zerstören wir Menschen diese Erde, wird der Zorn der Schöpferwesen sicher sehr groß sein, und wer weiß schon, was das bedeuten wird. Daher ist es so schlimm für uns zu sehen, was die Weißen speziell aus unserem Land gemacht haben und mit welcher Respektlosigkeit gegenüber der Schöpfung sie dieses Land mißhandeln und ausbeuten. Es ist für uns sehr schwer zu verstehen, warum Menschen überhaupt in der Lage sind, die Natur zu zerstören, denn letztlich zerstören sie sich damit ja nur selbst. Sie berauben sich selbst ihrer Lebensgrundlage, wenn sie Straßen in die Wälder bauen, wenn sie die Gewässer und die Luft verschmutzen und verseuchen. Sie vergiften ihre eigene Welt, in der sie leben und wundern sich dann, wenn sie selbst immer kränker werden. Der einzelne scheint nicht zu verstehen, daß er an diesem schleichenden Selbstzerstörungsprozeß mitschuldig ist.«
Jack schwieg für einen Augenblick traurig und sichtlich erschöpft von seinen langen Ausführungen. Wir waren betroffen und schwiegen

ebenfalls, bis er fortfuhr: »Mit unseren Ritualen und Zeremonien ehren wir das Werk der Schöpferwesen und bitten sie gleichzeitig um Verzeihung für das, was die Menschen überall auf der Erde der Natur antun. Das Wesen unserer Zeremonien besteht oft in dramatischen Aufführungen des Urzeitgeschehens, begleitet von Gesängen und Tänzen. Die Erlebnisse der totemistischen Ahnen werden wieder lebendig in den gesungenen Zyklen und tänzerischen rituellen Handlungen. Erst wenn es uns gelingt, unsere Mutter Erde mit mehr Sorgfalt, Respekt und Liebe zu behandeln, dann wird sie es uns danken, indem jeder einzelne von uns ebenfalls wieder zu mehr Gesundheit und Wohlbefinden finden wird...«

Mir wurde auf einmal deutlich, wie recht er hatte. Ja, so einfach und so klar scheint die Natur uns widerzuspiegeln, was in uns selbst vor sich geht. Nur über die globale Heilung kann der einzelne sein eigenes Heil wiederfinden.

»Unter den Yuins«, fuhr Jack fort, »gibt es sehr viele wie mich, die den Auftrag, auf das Land aufzupassen, sehr ernst nehmen. Sie arbeiten wie ich als Wildhüter und Ranger in den Reservaten und Nationalparks. So haben wir ein wenig Einfluß und können in besonderer Weise die heiligen Stätten unserer Vorfahren beschützen.«

Tanz auf den Spuren der Ahnen

»Schaut, dort vorne ist ein uralter Feuerplatz. Seht ihr den großen schwarzen Kreis?« Tatsächlich war da ein großer schwarzer Kreis von etwa zwanzig Metern Durchmesser.

»Seit vielen tausend Jahren tanzen hier die Angehörigen meines Stammes auf den Spuren ihrer Vorfahren. An dieser Stelle wächst kein Gras mehr, da wir immer auf demselben Kreis um das Feuer tanzen. Früher fanden fast wöchentlich Zeremonien statt, heute nur noch zwei- bis dreimal pro Jahr.« Jack schüttelte traurig den Kopf. »Die jungen Männer haben einfach kein Interesse mehr an den Zeremonien. Früher war es selbstverständlich, daß die Alten den Jungen ihr Wissen weitergaben, sie die Naturzusammenhänge lehrten, sie in die Geheimnisse der Zeremonien einwiesen und ihnen Traumzeitgeschichten vom Anfang der Welt erzählten. Es waren immer die gleichen Geschichten, die über Jahrtausende in fast unveränderter Form weitererzählt wurden. Sie

waren spannend und voller Weisheit, doch heute«, und Jack schüttelte abermals den Kopf, »schauen die Jungen lieber Videos, in denen Rambos durch das Dickicht der vielverheißenden Großstädte jagen, anstatt sich die für sie langweilig gewordenen Geschichten der Alten anzuhören. Die Geschichten unserer Ahnen werden so bald verstummen, und das Wissen um die Zeit vor der Zeit wird verlorengehen. Dabei müssen wir uns heute dringender denn je an das erinnern, was die Schöpferwesen uns damals mitteilten.«
Große Traurigkeit überkam mich. Ich konnte den tiefen Schmerz, den Jack in diesem Augenblick fühlen mußte, nachempfinden und wußte, daß er nur allzu recht hatte.
»Ich erzähle es euch und auch all den anderen, die erkannt haben, daß unser Wissensschatz, so einfach er auch ist, viel Wahrheit enthält, auch wenn eure Naturwissenschaft noch nicht in der Lage ist, in diesem alten Wissen beweisbare Gesetzmäßigkeiten zu entdecken. Doch diese Wahrheit bringt viel Licht ins Dunkel. Sie bringt Klarheit in das feingewebte Netz des Lebens mit all seinen weiten Verzweigungen. Sie bringt aber auch Klarheit in unseren weiteren Weg, den wir alle gemeinsam beschreiten müssen, um unseren Planeten und auch die Kultur jedes einzelnen Volkes auf der Erde zu retten. Wir, als die letzten Hüter der Geheimnisse der Traumzeit, geben euch diese Botschaft weiter, damit ihr nachdenklich werdet und anfangt, auf euer Gefühl und eure Intuition zu hören, damit ihr die Hilfeschreie der Natur hört, denen eure eigenen Hilfeschreie folgen werden, wenn ihr euer Verhalten nicht ändert.«
Erregt wandte er sich ab. Uns stockte der Atem, so sehr hatte sein Aufruhr uns bewegt. Zu klar waren seine Worte, zu richtig und wichtig seine Botschaft. Ohne ein Wort mit uns zu reden, deutete er im Vorbeigehen noch auf eine Reihe anderer versteinerter Urzeitwesen, bevor wir wieder in den Wagen stiegen und uns langsam auf den Heimweg machten.

Gehst du zwei Schritte auf die Natur zu,
so kommt sie dir vier Schritte entgegen.
TED THOMAS

Der singende Lorikeet

Seele und Verstand verloren mit den Klängen augenblicklich ihre Fesseln und begannen zu verströmen ... das Bewußtsein meiner Identität war nicht länger eng und begrenzt, sondern mit mich umlaufenden Atomen verbunden ... mit blühender Pracht begann etwas in mir zu erwachsen ...

YOGANANDA, AUS: »AUTOBIOGRAPHIE EINES YOGI«

Die letzten Sonnenstrahlen tanzten vergnügt auf den von Osten heranrollenden Wellen, bevor sie sich am goldgelben Sand brachen und ihn fein säuberlich glätteten. Der Horizont war bereits dunkelrot gefärbt, und ein warmer, kräftiger Abendwind wehte mir ins Gesicht, während ich am Strand entlangschlenderte. Ich fühlte mich tief bewegt von den Ereignissen der letzten Tage, und die stimmungsvolle Atmosphäre um mich herum tat ihr übriges, um mich noch tiefer in den Geist dieses geheimnisvollen Landes und seiner Ureinwohner eintauchen zu lassen.

Begegnung am Strand

Vor mir huschten einige Krebse eilig in ihre schützenden Sandlöcher, als ich näherkam. Weit draußen auf dem Meer sah ich ein Fischerboot auf den Wellen schaukeln. Es schien seine Netze bereits ausgebracht zu haben, denn der Fischer hantierte an einer Lampe, die er gerade in diesem Augenblick entzündete.

In weiter Ferne vor mir sah ich eine Gestalt, die mit irgend etwas am Strand beschäftigt war. Beim Näherkommen erkannte ich einen jungen dunkelhäutigen Mann, der damit beschäftigt war, Feuerholz zu sammeln. Er schien sehr wählerisch zu sein, denn er sah sich jedes Stück sehr genau an, so als wolle er den Flammen nur bestimmtes Holz anbie-

ten. Als ich mich ihm langsam näherte, sah ich an seiner breiten Nase, seinen dicken Lippen und seinen tiefen Gesichtsformen, daß es sich um einen vollblütigen Eingeborenen handelte. Sein von Natur aus finsteres Gesicht klärte sich jedoch sofort auf, als ich ihn mit einem freundlichen Lächeln grüßte und ihm dabei ein kräftiges Stück Tropenholz entgegenhielt, welches ich einige Schritte zuvor aufgesammelt hatte.
»Ein guter Platz für ein Feuer«, fügte ich hinzu, als er das Holz dankend entgegennahm, mich von oben bis unten musternd. »Jeder Platz auf unserer Erde ist ein guter Platz!« gab er mir mit einem vielsagenden Lächeln zur Antwort, während er mir die Hand reichte und sich höflich lächelnd als Brian vorstellte. Dann aber stimmte er mir zu und erzählte, daß er diesen Platz, wo der Eukalyptuswald eine zum Strand hin offene Lichtung bildet, aus einem ganz bestimmten Grund ausgesucht hatte. Es sei nämlich ein Feuerplatz, an dem bereits seine Ahnen und Urahnen seit unzähligen Generationen gesessen haben, um den Geist des Meeres anzurufen und das Meer um guten Fang zu bitten. Auch er wolle heute abend mit seinem Didgeridoo den Geist des Waldes, der Flüsse und Seen besingen, um sich zu entschuldigen für das, was in den letzten Wochen hier am Goolaga Mountain geschehen war.
Mein erstauntes und zugleich neugieriges Nicken schien ihn zu motivieren, mir mehr darüber zu erzählen. Doch zuvor deutete er mir an, noch einige Holzstücke sammeln zu müssen, da das Feuer die ganze Nacht hindurch brennen sollte. So half ich ihm bereitwillig, noch einige Holzstücke zu sammeln. Ihm schien es zu gefallen, wie auch ich langsam und sorgfältig Stück für Stück genau begutachtete, bevor ich es zum Feuerplatz brachte.
Nach einer gewissen Zeit spürte ich, daß er mich etwas fragen wollte. »Warum bist du eigentlich in dieses so weit von deiner Heimat entfernte Land gekommen?« Ich schwieg einen Augenblick, und während wir uns setzten, schaute ich einen Moment nachdenklich zum Horizont und antwortete dann: »Aus Neugier und um von euch zu lernen.« Ich schaute ihn dabei mit einem Lächeln an. »Weißt du, wir in Europa haben viel von dem vergessen, was uns die Natur vor vielen Jahrtausenden einmal gelehrt hat. In unserer asphaltierten, von Streß und Selbstsucht regierten Welt ist uns die Natur fremd geworden, wir haben den Kontakt zu ihr verloren. Es scheint, als würde uns damit der Boden unter den

Füßen entgleiten, denn immer mehr Menschen werden bei uns krank, obwohl unsere Medizin täglich neue Erfolge zu verzeichnen hat und unser Gesundheitssystem eines der reichsten dieser Erde ist.«
Er schaute mich mit großen Augen verdutzt an. »Ich weiß, wie ihr euch fühlen müßt, denn auch wir haben unser Land verloren, jedoch ohne daß wir irgend etwas dagegen tun konnten. Erst haben sie uns unseres Landes beraubt, und jetzt stehlen sie uns nach und nach unsere heiligen Stätten. Den meisten von uns wird damit ihre Lebensgrundlage entzogen. Die einzige Möglichkeit, dies zu ertragen, ist für die meisten von uns der Alkohol, aber viele haben auch Selbstmord begangen, weil sie ein Leben ohne ihr Land nicht verkraften können. Aber ihr, warum habt ihr zugelassen, daß es soweit kommen konnte? Ich dachte immer, bei euch ginge es zu wie im Paradies.
Wir konnten uns damals nicht gegen die weißen Eindringlinge wehren, und heute ist es auch noch nicht anders. Vor einigen Wochen erschienen weiße Landvermesser auf »unserem« Berg. Sie kamen jeden Tag aufs neue, verrieten uns aber nicht, was sie vorhatten. Dann rollte ein Bagger, gefolgt von einigen Lastwagen, heran. Sie kämpften sich vor bis zur Spitze unseres heiligen Berges und bahnten sich eine Schneise mitten durch den Farnnebelwald bis zum höchsten Punkt. Sie zerstörten auf dem Weg dorthin alles, was ihnen in den Weg kam. Dort oben«, er zeigte in Richtung der Bergspitze, »errichteten sie innerhalb weniger Tage einen Funkturm, direkt neben dem heiligsten unserer erhabenen Ahnenfelsen. Als sie dann den Turm in Betrieb nehmen wollten«, er lachte höhnisch, »funktionierte er nicht. Irgend etwas schien seine Funkwellen zu absorbieren.« Gebannt hörte ich ihm zu.
»Aber sie kamen wieder«, er blickte traurig zum Berg. »Sie sprengten einfach unseren heiligen Felsen, das Symbol der Kraft und Allmacht unserer Ahnen.«
Ungläubig und schockiert zugleich sah ich ihn an. Daß hier immer noch mit Methoden wie im wilden Westen gearbeitet wurde, erschien mir unglaublich. Inzwischen hatte Brian sich an dem aufgehäuften Holz zu schaffen gemacht und zündete gerade einige trockene Zweige an. Als schien er in diesem Moment meine Gedanken zu erahnen, schmunzelte er mich an und sagte: »Unsere Ahnen und unsere alten Bräuche sind uns zwar heilig, aber deswegen lehnen wir die Zukunft nicht ab. Wir zie-

hen das Feuerzeug natürlich dem zeitaufwendigen Hölzchenreiben vor.« Da das Holz sehr trocken war, entzündete es sich schnell, und im Nu brannte es mit hell lodernden Flammen.

Klänge und Gesänge

Ich beobachtete, wie Brian aus einem alten Ledersack ein etwa 1,20 Meter langes, faustdickes Holzstück hervorholte. Es war bunt bemalt mit allerlei Tiersymbolen und schien innen hohl zu sein. »Dieses Didgeridoo habe ich schon als Kind von meinem Vater geschenkt bekommen«, berichtete er stolz. »Ich habe von klein auf gelernt, darauf zu spielen. Die Alten unseres Stammes haben mich daraufhin »Lorikeet« getauft.« Ich lachte.

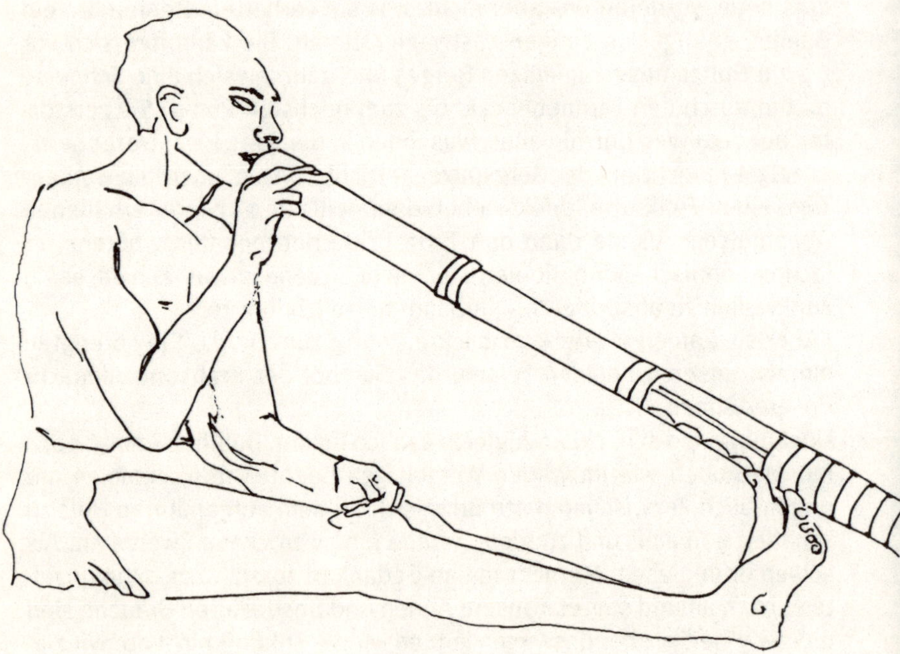

»Gibt es bei euch viele Musikinstrumente?« fragte ich neugierig. »Eigentlich nicht«, antwortete er. »Das Besondere an unserer Musikkultur ist das fein abgestimmte Zusammenspiel von Gesang, dem Spiel verschiedener Holzinstrumente, wie z.B. Gegenschlagstäbe aus Hartholz oder Leder- und Rindenbündel, die in die Hand oder auf den Boden geschlagen werden, an den hölzernen Gong oder auf die einfellige Sanduhrtrommel, und einem rhythmischen Händeklatschen und Fußstampfen.

Vor allem das Fußstampfen an besonderen heiligen Orten hat bei uns eine tiefe Bedeutung. Oben auf dem Goolaga Mountain kannst du zwei große, dunkle Kreise am Boden sehen. Auf diesen Kreisen haben sich meine Vorfahren schon seit vielen Hunderten von Jahren bewegt. Die Erde ist dort braun, und nichts wächst seit jeher dort, weil es immer wieder eingestampft wird.«

Zeitlos – absichtslos

»Wenn du willst, spiele ich dir etwas vor oder erzähle dir ein wenig über unsere Musik.« Dankbar über das Angebot nickte ich. Ich freute mich, ihn getroffen zu haben. Er holte tief Luft, und im nächsten Moment produzierte er mit schwach gespannten Lippen einen kontinuierlich erklingenden, dynamischen Grundton, der so zwischen Didgeridoo und Rachen im Kreise zirkulierte, daß er keinen Anfang und kein Ende zu haben schien. Ich fragte mich verblüfft, woher er all die Luft nahm, denn der Klang ertönte durch die Nacht ohne das kleinste Zeichen einer Pause zum Luftholen. Wenn ich sage: »Klang«, meine ich eine Mischung aus nasalem Summen, einem im Rachen erzeugten Brummen, Gurgeln, Dröhnen, Trillern und Krächzen.

Er blies etwa fünf Minuten in das Didgeridoo. Dann legte er es wieder beiseite, um mich mit einem Grinsen im Gesicht erwartungsvoll anzuschauen. Ich war begeistert über die Handhabung dieses Instruments und die fremdartigen Klänge, die er ihm entlockt hatte. Anschließend nahm Brian einen Bumerang aus dem Sack und schlug dessen Ende im Takt auf die Mitte des Didgeridoos, welches er vor sich auf den Boden gelegt hatte, und begann ein Lied zu singen:

Koori time

When I lift my head on walking
In the morning
And lay it back down to sleep at night
Without having been bored in between
Then I'm in Koori time

When I arrange to meet a friend
In an hour or two
And we're both late
Or both early
Yet arrive at the same time
Then I'm in Koori time

When I sit watching, waiting by the river
Without any immediate goals
As a spider sits motionless
Timeless
In it's webs center,
then I'm in Koori time

When my mind touches the earth
With my feet ... then I'm in Koori time ...

Begeistert klatschte ich Beifall. Seine Stimme hatte etwas Melancholisches. Es paßte zum Abendrot, zum Lagerfeuer und zu ihm selbst.

Botschaften der Ahnen

»Für uns haben alle Gesänge und Klänge eine besondere Bedeutung«, fuhr er fort. »Sie sind nicht vom menschlichen Verstand ausgedacht, sondern es sind direkte Botschaften unserer Ahnen. Sie übermitteln uns mit den Liedern ebenso wie mit Tänzen, Zeichnungen, Ritualen oder Mythen die Bedeutung des Lebens und der Welt. Fast alle Gesänge wurden von den Ahnen übergeben und seit Jahrtausenden von Generation zu Generation weiter überliefert.

Die Gesänge teilen nicht nur tiefes Wissen über die Welt mit, sondern sie haben auch durch ihre direkte Verbindung zur Schöpferkraft eine ausgeprägt heilende Wirkung. Oft werden geheime Gesänge auch an eine einzelne Person übermittelt, die sich aus der Gemeinschaft, z. B. wegen Krankheit, herauslösen will, um sich in der Einsamkeit selbst zu heilen oder zu sterben. Meist geben die Lieder jedoch Auskunft über historische Ereignisse oder wichtige Personen aus der Vergangenheit, von denen der Stamm lernen kann.

Dann gibt es kultische Gesänge mit hoher ritueller Bedeutung, wie z. B. die Initiierungs- und Reinigungsgesänge. Sie werden nur von Männern gesungen, oftmals aber vom Tanz der Frauen begleitet.

Diese Gesänge schaffen eine Verbindung zur Traumzeit. Sie lassen die Kräfte der Schöpferwesen wach werden, um mit ihrer Kraft Energie auf heranwachsende Männer zu übertragen. So werden leben- und gesundheitsspendende Energien durch die Gesänge freigesetzt.«

»In Arnhem Land«, fuhr er fort, »bestimmen z.B. ausschließlich die Männer über die Darbietung der Gesänge. Die einzige gesangsähnliche Ausdrucksform, die den Frauen zugestanden wird, sind Klagelieder, die beim Tod eines Angehörigen gesungen werden, um dem Toten den Weg zu seinen Vorfahren zu ebnen. Ansonsten werden Zeremonien grundsätzlich von den Männern einer Gemeinschaft organisiert und geleitet, wobei die Mitwirkung der Frauen auf das Tanzen und das Zubereiten von Essen beschränkt bleibt.«

Heilung und Versöhnung

»Sind die Tänze und Gesänge einem Kranken gewidmet, so beziehen sich Melodie, Rhythmus, Klangfarbe und Tanz auf die Übereinstimmung mit dem Ahnengeist des Kranken, dessen Kraft dem rituellen Gesang innewohnt. Seine leben- und kraftspendende Energie wird so auf den Kranken übertragen. Die Heilung über Klänge ist eines unserer wichtigsten Therapieverfahren in der traditionellen Medizin«, sagte er stolz. »Ihr solltet euch ein Beispiel daran nehmen«, fügte er lachend hinzu.

»Was du am häufigsten an Musikinstrumenten bei uns antreffen kannst, sind Klanghölzer. Diese werden aus besonderem Eukalyptusholz geschnitzt«, erzählte er, während er zwei Hölzer auspackte. »Ihr Klang fördert, zusammen mit den begleitenden Gesängen, das Erreichen der Traumzeit, jener kostbaren Zeit zwischen Dämmerung und Nacht, durch die der Stamm in einen Bewußtseinszustand fällt, der kollektiven Zugang zu den Stammesmythen verschafft. Mit solchen Gesängen bitten wir oft unsere Mutter Erde um Verzeihung für das Leid, das die Menschen ihr antun, hör gut zu:

My Earth treaty

Forgive me Mother Earth
Treat me as your child
As I take you my mother
With unending love
And respect
Gentle chiding
When the footstep falters
Or anger rises to shade
Compassion

We are one
Part of the other
We are seeds for one another
Survival breaths
Through us

Your pain
Is my pain
Your laughter
We enjoy
Each dawn
We will share
The vision
Of next beginnings
And with the moon
Dream the ancient dreams
Of gentle oneness

Jedes Lied war anders, und ich genoß die Klänge, die er in die Nacht hinein sang. Wir saßen noch bis tief in die Nacht am Feuer, und er erzählte mir noch viel über sein Leben. Von Zeit zu Zeit spielte er mir noch ein Lied vor, bis wir uns schließlich verabschiedeten und er mir versprach, mich einmal in Deutschland zu besuchen, falls es ihn jemals so weit in die Ferne verschlagen sollte.

Wenn eine Kultur der Zukunft positiv gegenübersteht, so heißt dies nicht, daß sie damit unbedingt recht hat. Doch das Investieren in neue Möglichkeiten und der Wille, eine gute Gesellschaft zu errichten, reichen aus, um das Leben sinnvoll zu gestalten und vielleicht sogar die beste aller möglichen Welten zu schaffen.
PAUL RAY, AUS: »THE INTEGRAL CULTURE«

Begegnung am Fluß

Was wir heute sind, entstammt unseren Gedanken von gestern, und unsere heutigen Gedanken erschaffen unser Morgen. Unser Leben ist das Ergebnis dessen, was unser Geist erschafft. BUDDHA

Inzwischen waren einige aufregende Tage ins Land gegangen. Jeden Abend saß ich vor dem Einschlafen noch einige Zeit vor der Hütte, um die wichtigsten Ereignisse des Tages niederzuschreiben. Am nächsten Morgen wollte ich mit einem Kanu den Wallaga River hinaufpaddeln. An den Ufern dieses Flusses sollte es noch einige Siedlungen von Aborigines geben, deren Bewohner versuchten, möglichst wenig Kontakt zur Zivilisation zu haben.
Ich machte mich vor Sonnenaufgang auf den Weg. Ein Bekannter von Harald hatte mir bereits einige Kilometer flußaufwärts ein Kanu zur Verfügung gestellt. Ausgerüstet mit Proviant, genügend Wasser und einem Zelt, machte ich mich auf den Weg. Ich paddelte durch eine atemberaubend schöne Landschaft. Tiefgrüne Wiesen wechselten mit dicken Eukalyptus- und Kanukabäumen. Ab und zu sah ich einen Victory, einen alten Feigenbaum mit seinen riesigen, größtenteils über der Erde liegenden Wurzeln, die bisweilen mannshoch über dden Boden hinausreichten.

Der alte Mann am Fluß

Als es Abend wurde, entdeckte ich einen alten Mann, der vor seiner Hütte gerade ein Feuer angemacht hatte und nun dabei war, einige Fische auf eine Art Grill zu legen. Als er mich sah, stand er überrascht auf und kam ans Ufer, um mich aus der Nähe zu betrachten. Dann rief er rief mir zu, ich solle näher kommen.

Er hatte lange weiße Haare, war groß und trotz seines scheinbar hohen Alters - er mußte wohl um die Siebzig sein - von kräftiger Statur. Sein Gesicht war pechschwarz, seine Gesichtszüge verrieten Ernst sowie eine Spur von Einsamkeit. Da er mir vertrauenswürdig erschien, lenkte ich mein Kanu ans Ufer, stieg aus und ging auf ihn zu. Freundlich streckte er mir seine Hand entgegen und stellte sich mir als Kapok vor. Ob sein Name von dem mächtigen Kapok Tree, dessen Blüten von den Aborigines als Tee gegen Fieber aufgekocht werden, herrührt, vergaß ich ihn später zu fragen.
Wir wechselten einige Worte miteinander. Dabei erzählte er mir, daß er aus dem Norden, aus Arnhem Land stamme und ein Angehöriger der Yolngu sei, aber schon viele Jahre in dieser Hütte am Fluß lebe. Dann lud er mich ein, mit ihm den eben gefangenen Fisch zu essen. Ich willigte dankbar ein, und so bereiteten wir uns ein herrliches Mal am Lagerfeuer zu. Interessiert befragte ich Kapok über die gesellschaftliche Struktur der Yolngu. Bereitwillig erzählte er mir etwas über seinen Stamm, den er bereits vor vielen Jahren verlassen hatte.
Heutzutage leben die meisten seiner Stammesgenossen in den Siedlungen und Missionsstationen der hauptsächlich holländischen Kolonialisten. Der Stamm der Yolngu gliedert sich in verschiedene Klans, von denen viele seit Generationen untereinander verfehdet sind. Ein Klan besteht aus mehreren Familien.
Die Mädchen werden oft schon bei ihrer Geburt nicht selten im Tausch gegen einen Wertgegenstand an Männer aus anderen Familien vom selben Stamm versprochen. Die meisten Männer besitzen mehrere Frauen. Die Vermählung selbst geht ohne die bei vielen Kulturen gebräuchlichen Hochzeitsrituale einher. Eine Trennung ist ebenso leicht möglich, jedoch hat ein Mann, der einem anderen die Frau »wegnimmt« unter Umständen mit einer Art Vergeltungsschlag von der Familie des Betrogenen zu rechnen. Wie die Rache für solche und andere Taten aussieht, steht in direktem Zusammenhang mit dem Bild, das die Aborigines von Krankheit haben. Leider geht zwar das Wissen über Heilpflanzen und die damit zusammenhängenden Rituale infolge des stärkeren Glaubens an die vermeintlich »bessere«, moderne westliche Medizin verloren. Was jedoch besteht, ist der Glaube an die Geister der Verstorbenen, an Dämonen und an böswillige Magie (»to point the bones«).

Krank durch wessen Fluch?

»Wir Yolngu haben, trotz des starken Einflusses christlicher Missionare, viel mehr von unserer Kultur erhalten, als die meisten anderen Stämme«, sagte Kapok mit stolzer Stimme. »Krankheit wird nach unserer Vorstellung in den meisten Fällen durch böswillige, von außen kommende »Zauberkunst« hervorgerufen. Meist bezieht sie sich auf einen Vergeltungsakt, manchmal den eines verfehdeten Klans, aber auch den eines grollenden Nachbarn.

Bei euch in den hochmodernisierten Ländern sind Infektionskrankheiten durch ausgiebig praktizierte Hygiene immer mehr in den Hintergrund getreten, während sie bei uns Yolngu einen offensichtlich vorrangigen Prozentsatz der Krankheiten ausmachen. Auch wir versuchen, Krankheiten wie offene Geschwüre, entzündete Wunden, Lepra, Infekte des Mundes, der Augen und der Harnwege, die weitverbreitet sind und sehr schlecht abheilen, zu behandeln und Wunden zu reinigen. Allerdings sind wir der Auffassung, daß auch solche Krankheiten nicht dem Zufall unterliegen.

Für viele Aborigines bedeutet eine Erkrankung noch heute, daß jemand ihnen etwas heimzahlen will. Infektionen oder Entzündungen entstehen ihrer Auffassung nach mit der Absicht zu entflammen, und zwar nicht nur das entsprechende Körperteil, sondern auch die Gefühle und den Zorn des Betroffenen. Hinter Entzündungen steckt Zauberei. Ist der vermeintlich Schuldige gefunden, hat er seinerseits mit Rache zu rechnen. Wenn ein Yolngu krank wird, fragt er nicht »Wodurch?«, sondern »Durch wessen Fluch?««

Die Yolngus

Der Stamm der Yolngu (sprich: Jang-hu) ist im Northeast Arnhem Land beheimatet. Die Yolngu sind einer der ungefähr 500 verschiedenen Aborigines-Stämme in Australien. So, wie sich in Europa die Spanier kulturell von Engländern unterscheiden, sind auch die verschiedenen Stämme der Aborigines in Sprache und kultureller Ausprägung völlig unterschiedlich. Glaube, Tradition und Rituale unterscheiden sich voneinander, trotz vieler Gemeinsamkeiten.

Die Suche nach dem Schuldigen

»Die Suche nach dem Schuldigen für ein geschehenes Unglück kann dabei viele Ebenen einnehmen. Wie diese Schuldzuweisung vor sich geht, ist in den Forschungsarbeiten des Missionsarztes Dr. John Cawte beschrieben. Du hast sicher von ihm schon gehört, da er viele Jahre unter den Yolngu gelebt und sich sehr um ein Verständnis dieser Kultur bemüht hat.

Da geht es z. B. um den tragischen Fall eines acht Jahre alten Mädchens, das während des Spielens mit anderen Kindern im Meerwasser von den Nesselfäden einer tödlich giftigen Qualle, der sogenannten Sea Wasp (Meereswespe), berührt worden war und seinen Verletzungen erlag.

Die Yolngu glauben, daß nur sehr alte Menschen eines natürlichen Todes sterben, allen anderen wird das Leben genommen. Sie glauben nicht an einfache Unfälle. In ihrem Glauben steckt hinter den tragischen Zufällen, bei denen ein Mensch zur falschen Zeit am falschen Ort ist und so verunglückt so etwas eine böse Tat.

Nachdem das Mädchen also trotz aller Wiederbelebungsversuche der Missionsschwester gestorben war, fing die Suche nach dem Schuldigen für diese Tragödie an. Wer hatte diesen Tod verursacht, wer hatte die tödliche Qualle unter die spielenden Kinder geschickt?

Ein Teil der Schuldzuweisung galt der Krankenschwester, da sie versucht hatte, die giftigen Tentakel der Qualle abzuwischen, anstatt sie mit einem Messer abzuschaben, wodurch die Nesseln wahrscheinlich noch tiefer in die Haut des Kindes eingedrungen waren.

Erst seitdem ein Landungssteg in der Bucht erbaut worden war, hatten sich immer mehr Meereswespen in das flache Wasser verirrt, und trotz der Bedenken einiger Einwohner, hatte die Gemeinde sich geweigert, einen Schutzwall für den Strand zu finanzieren. Also galt ein weiterer Anteil der Schuldzuweisung der Gemeinde, jedoch waren diese Dinge eher trockene Fakten, und somit für die Bevölkerung uninteressant.

Die tatsächliche Frage in der Gemeinde war nicht so sehr, wer der Feind war, der beabsichtigte, das Leben dieses jungen Kindes zu nehmen, sondern wer wollte, daß die arme Mutter weint, trauert, sich die Schläfen bis zum Bluten aufkratzt, wie die Öffentlichkeit es von ihr erwartete? Vor allem, wer ist der Feind des Bräutigams, der seit der Geburt des

Mädchens Zahlungen an ihre Familie geleistet hatte, und jetzt auf diese grausame Weise beraubt worden war?

Der Vater des Kindes hatte seine Familie einige Zeit zuvor aus Liebe zu einer weißen Frau verlassen und lebte mit ihr im Exil. Als er zur Beerdigung eintraf, wurde seine Geliebte teilweise für den Tod des Kindes verantwortlich gemacht, weil sie seinen Vater entführt hatte. Sie durfte das Boot, mit dem sie angekommen waren, nicht verlassen und an Land kommen. Doch noch ein dunkleres Gerücht, als daß diese weiße Frau etwas mit dem Tod des Kindes zu tun hatte, machte die Runde in der Gemeinde.

Auf einer Ebene wurde die Schuld für diese Tragödie den christlichen Missionaren zugeschoben, weil sie die Mütter der Kinder an diesem Tag, einem Sonntag, dazu veranlaßt hatten, am Gottesdienst teilzunehmen und die Aufsicht über die Kinder zu vernachlässigen, welche dadurch der Gefahr einer Attacke der Meereswespen ausgesetzt waren. Wie unheimlich, daß dieses Unglück ausgerechnet während einer heiligen Zeremonie der Missionare passiert war. Es war klar, daß dies nicht mit böser Absicht seitens der Missionare geschehen war, dafür waren ihre guten Intentionen zu deutlich, aber sie wurden dazu benutzt.

Die Yolngu glaubten, daß ein Zauberer, »Raggalk« genannt, den christlichen Priester besungen hatte, damit er den Gottesdienst hielt und die Mütter dazu veranlaßte, daran teilzunehmen, so daß schließlich die Kinder dem Risiko ausgesetzt waren. An diesem Tag hatte es über das Radio laufend Warnungen vor den tödlichen Quallen in der ganzen Gegend gegeben, aber niemand hatte sie beachtet.

Auf einer noch tieferen Ebene wurde der Tod des Mädchens mit zwei weiteren tödlichen »Unfällen« durch wilde Tiere, die den Klan des Kindes betroffen hatten, verknüpft. Es wurde die Frage gestellt, wer diesen Bestien das Zeichen zum Angriff gegeben hatte. Gerüchte deuteten auf einen verfeindeten Klan. Sollte ein viertes Unheil dieser Art vorkommen, so wurde geschworen, würde wiederum Gleiches mit Gleichem vergolten werden. Diese Aufgabe fällt den älteren Männern des Klans zu, denen das Wissen über die Quellen des Lebens und des Todes zugeschrieben wird.«

Gefangen in Sorge, Furcht und Haß

»Wenn ein feindlicher Yolngu Unheil anrichten will, singt er zu dem Blut eines Verstorbenen. Rauch soll von dem Blut aufsteigen, so sagt man, und einen Geist formen, der die bösen Anweisungen z.B. zu einem gefährlichen wilden Tier trägt, und ihm befiehlt, eine Person des feindlichen Klans zu töten.

Wie du an diesem Beispiel sehen kannst, ziehen sich der Glaube an einen bösartigen Verursacher des Unglücks und die Schuldzuweisungen durch viele Schichten. Eine rationale Lösung des dort immer häufiger auftretenden Problems der tödlichen Quallen, wie das Bauen eines Schutzdammes für diese Bucht oder dem Einschränken der Jagd nach Meeresschildkröten, dem einzigen natürlichen Feind dieser Quallen, konnte den Yolngu in diesem Fall nicht beigebracht werden.

Es ist abzusehen daß in der Zukunft solche Unglücke durch Meereswespen sich häufen werden, und so kann sich der Kreislauf von Fehde, böswilliger Magie, Krankheit und Vergeltungsschlag weiterhin durch die Gesellschaft dieses Volkes ziehen.

Wie du siehst, sind Racheakte nicht unbedingt gewalttätiger, sondern meist magischer Natur. Die einfachen Formen dieser Zauberkunst stehen nicht nur dem Medizinmann und dem Zauberer oder Raggalk des Klans zur Verfügung, sondern jedem der Aborigines. Dabei wird ein Fluch oder »Borrpoi« auf den Feind gelegt.

Ihr findet das sicher furchtbar, unglaublich und schrecklich rückständig. Aber es ist sehr real im Glauben meines Volkes, und selbst ich mußte diesbezüglich eine sehr schlimme Erfahrung machen. Die gesellschaftlichen und persönlichen Auswirkungen dieses Glaubens sind tägliche Sorge und Furcht, die einen ständigen Streß für jeden Yolngu bedeuten.«

Kapok schaute eine Weile schweigend ins Feuer. »Ist es nicht auch bei euch so, daß der Haß zwischen zwei Menschen beide gesundheitlich zerstören kann? Ist der Haß oder das Negative, das man auf einen anderen wirft, nicht mit derselben zerstörerischen Kraft verbunden wie der böse magische Fluch? Wie viele Menschen bei euch reißen sich selbst und andere damit ins Unglück, daß sie das Schicksal eines anderen nicht achten können und ihn hassen für das was er einmal tat?«

Wieder schwieg er, bevor er mit seinen Ausführungen fortfuhr: »Die

Trickkiste für Haß und daraus erwachsende Flüche ist reich gefüllt. Ein Stück persönlichen Eigentums, wie z. B. getragene Socken, ein gebrauchtes Hemd oder ein Taschentuch des ausgesuchten Opfers, wird gestohlen und auf unterschiedlichste Weise mißhandelt. Der Artikel wird mit dem Schweiß des Täters beschmiert, dies soll die Wirkung verstärken, da die Yolngu glauben, daß die Absicht und die Wünsche eines Menschen im Schweiß liegen. Dann wird der Artikel teilweise zerstört, z. B. durch Anbrennen oder Zerreißen. Nachdem das verunstaltete Objekt vergraben ist, damit niemand es findet, sollen korrespondierende Krankheiten bei dem Opfer auftreten. Ähnliches soll passieren, wenn das unachtsame Opfer auf den Boden spuckt, uriniert oder auch einfach Fußabdrücke hinterläßt. Der hinterlassene Fleck auf der Erde wird von dem Täter mit einem Stock zerhackt und soll so große Schmerzen bereiten. Wenn einem Yolngu ein Eigentum verloren geht, fängt er ernsthaft an, sich Sorgen um seine Gesundheit zu machen.

Seit Chemikalien und Maschinen eingeführt wurden, sind diese Praktiken noch schlimmer geworden. Die erhitzten, mahlenden Kolben einer Maschine können an einem Taschentuch oder Stück Ärmel noch mehr Schaden anrichten und dem Eigentümer einen Schmerz zufügen, als wenn man sie zwischen zwei aneinanderreibende Baumäste klemmt. Auch wird z.B. Batteriesäure in die Schuhe und auf die Autositze der Opfer gegossen, was natürlich keine Magie ist, aber dennoch Verätzungen der Haut bewirkt. Eigentümer von Werkstätten können ein Lied davon singen, wieviel Batteriesäure gestohlen wird, und darüber, daß eingestellte Aborigines nie lange bei dieser Arbeitsstelle bleiben. Werkstätten sind eine Brutstätte für Krankheiten, und die Aborigines fragen sich, ob die Mechaniker nicht vielleicht übles Borrpoi ausüben. Die Handwerker selbst fürchten, auch wenn sie es nicht tun, des Borrpoi bezichtigt zu werden, da dies Vergeltung gegen sie bedeuten würde.

Die Yolngu ziehen es aus Sicherheitsgründen vor, sich für teures Geld Brot einfliegen zu lassen, statt eine moderne Bäckerei zu eröffnen - niemand würde dort arbeiten wollen. Der Ofen könnte zum wahren Werkzeug des Bösen werden, wenn darin Hosen und Schuhe gebacken würden. Wenn die Yolngu sich die Haare schneiden, oder sich etwas nähen lassen, sammeln sie alle abgeschnittenen Haare oder Stoffstücke auf und verstecken sie bei sich zu Hause.

Aber nicht nur durch das Mißhandeln persönlicher Objekte kann ein Zauber bewirkt werden, sondern auch durch magische Lieder, die mit dem Wind zu dem beabsichtigten Empfänger geschickt werden. Aber nicht alle diese Magie ist Borrpoi, d.h. Zauber mit böser Intention. Es gibt auch Liebeszauber, um die Zuneigung eines anderen Menschen zu erwecken. Dies mag auf den ersten Blick positiv aussehen, kann aber bedeuten, daß einem anderen dadurch die Person weggenommen wird, die ihm vielleicht versprochen war. Das wiederum heißt, daß der Betrogene zur Vergeltung seinerseits einen Borrpoi ausüben wird, und der Kreislauf von Tag für Tag angewandter Magie geht weiter.«
»Der Glaube an Magie und Zauberei in bezug auf Krankheit ist nicht nur bei euch, sondern fast überall außerhalb der modernen westlichen Welt zu finden«, fügte ich hinzu. »Er ist auch in unserer eigenen Geschichte und Kultur vorgekommen. Bis heute ist der Glaube an Dinge wie die »Strafe Gottes« noch nicht verschwunden. Die Furcht vor Lebensbedrohungen durch Zauberei und schwarze Magie hat seit Urzeiten die leidende Menschheit ergriffen. Manche Menschen schreiben auch bei uns Krankheit der Verschwörung eines Feindes oder der Strafe eines höheren Gerichts zu.«

Die gesellschaftliche Funktion des Aberglaubens

»In gewisser Weise erfüllt dieser Aberglaube einen gesellschaftlichen Zweck«, antwortete Kapok. »In einer Gesellschaft, die nicht so unmittelbar unter der Überwachung einer Regierung bzw. eines Staates lebt, kommt man so trotzdem seinen sozialen Pflichten nach, aus Angst, man könne eine Person, die der Zauberkraft fähig ist, beleidigen. Es mag ärgerlich sein, endlose Geschenke und Dienste denjenigen zu erweisen, mit denen man sich z.B. wegen einer Auseinandersetzung versöhnen muß, aber ein Versäumnis würde dem Vergeltungszauber Tür und Tor öffnen. So geben sich benachbarte Menschen Mühe, in Frieden miteinander zu leben und einander nicht zu verärgern. Schließlich gibt es auch noch böse Dämonen und verfeindete Klans, mit deren mutwilliger Bosheit man sich auseinandersetzen muß. So gesehen dient die Angst vor schwarzer Magie als ein Garant für Gesetz und Ordnung in einer regierungslosen Gesellschaft ohne Strafgesetzbuch. Daß ein solcher Glaube den entsprechenden Leuten viele Möglichkeiten für

»politischen« Mißbrauch und Manipulation offen läßt, liegt auf der Hand.«

Kapok machte eine kurze Pause, um Holz auf das Feuer zu legen. Ich hatte ihm wie gebannt zugehört. Vieles von dem, was er erzählte, wußte ich, doch es schien mir, als habe auch er persönliche Erfahrungen mit einem solchen Fluch gemacht. Vielleicht steht dies in Zusammenhang mit seinem Dasein hier am Wallaga Lake, Tausende Kilometer von der Heimat seines Stammes entfernt. Selbst wenn der Glaube an die schwarze Magie für uns abenteuerlich erscheinen mag, so könnten wir uns wenigstens die Frage stellen, ob wir mit unseren Gedanken nicht auch unbewußt Energien freisetzen, die bei anderen Menschen entsprechende Auswirkungen zeigen. Was, wenn man diese »Magie« im Positiven verwendet, indem man gleichsam das Gute und die Liebe mit seinen Gedanken und Taten hinaus in die Welt trägt?

Die rituelle Antwort auf Magie

»Wenn du willst«, so fuhr er fort, »werde ich dir noch etwas über die traditionellen Heilmethoden und die rituelle Antwort auf die durch Magie entstandenen Krankheiten erzählen.

Auf dem Hintergrund der Tatsache, daß Krankheiten und Wunden mit bösartiger Magie erklärt werden, ist es auffallend, mit welcher Vorsicht schwer verwundete Menschen behandelt werden. Wird jemand z. B. durch einen Speerwurf schwer verletzt, so eilen die Angehörigen und Freunde nicht schnell zu dem Verletzen, sondern zünden auf dem Weg zu der Person viele kleine Feuer mit großer Rauchentwicklung an, nicht aus rituellen Gründen, sondern weil ihnen bewußt ist, wieviel Schaden Fliegen in einer tiefen Wunde anrichten können. Der Patient wird erst behandelt, wenn er und die Anwesenden mit Rauch eingehüllt und die herumschwirrenden Fliegen vertrieben sind.

Ebenso ist den Aborigines die Gefahr von Fremdkörpern in einer Wunde bewußt. Beim Präparieren von Spülaufgüssen für die Wunde oder z.B. auch von Tropfen für entzündete Augen, wird peinlich darauf geachtet, daß alles Fasermaterial der Pflanzen ausgesiebt wird. Dann werden die Wundränder nicht wie bei euch zusammengezogen und ver-

näht, sondern oft nur mit Pflanzenmaterial abgedeckt und verbunden. Davon zeugen die Narben, die viele Aborigines an allen Körperstellen haben.
Die Behandlung der Symptome durch Heilmittel ist jedoch nicht die eigentliche Medizin.
Bei uns ist die Abwendung des bösen Zaubers, der die Beschwerden verursacht hat, und die Austreibung von bösen Geistern, die im Körper des Kranken nun wohnen, das Wichtigste. Dies geschieht durch geheime, religiöse Heilungsrituale, die traditionell an einsamen Plätzen, wie z.B. auf Waldlichtungen, in Sümpfen und an einsamen Stränden durchgeführt werden, und nie unter den Augen der Öffentlichkeit.«
»Vielleicht ist dies auch der Hauptgrund dafür, daß bei uns wenig über die rituellen Handlungen der Aborigines bekannt ist, obwohl das Interesse an traditionellen Zeremonien von Urvölkern bei uns erheblich gestiegen ist«, warf ich ein.
»Ja, aber für euch sind diese Riten eher ein Ausdruck von Kultur«, gab Kapok zu bedenken. »Die Anerkennung dieser Zeremonien als eine hohe Kunstform ist zwar lobenswert, aber die Frage nach deren Grund und deren Bedeutung für die Darsteller wird dabei leicht vernachlässigt. Für uns sind diese Zeremonien ein Mittel zum Zweck. Sie werden veranstaltet, um den Schutz und das Wohlergehen einer Person und der Gruppe, dessen Mitglied sie ist, zu sichern.
In Arnhem Land sind viele der Zeremonien nachgespielte Mythen und Geschichten über die Ahnen der Schöpfung, mit der Absicht, daß deren Macht und Kraft an die Darsteller, ihre direkten Nachfahren, weitergegeben wird. Indem die Macht der verstorbenen Vorfahren heraufbeschworen wird, sollen diese Riten die Harmonie des Volkes schützen oder auch wiederherstellen, Schwierigkeiten und Nöte beseitigen, und Spannungen lösen, damit die Angehörigen friedvoller miteinander leben können. Durch diese Riten sollen Gesundheit gefördert und Leiden erleichtert sowie die Fruchtbarkeit des Klans sichergestellt werden.
In den heutigen Gemeinden, in denen die Yolngu eng zusammen mit den Weißen leben, verursachen diese Rituale durch den Einfluß »modernen« Denkens, der Schulmedizin und des Christentums im Kontrast zum traditionellen Glauben bei vielen einen spirituellen Konflikt. Oft siegt dank wachsender Schulbildung dann doch die rational faßba-

re Schulmedizin. Trotzdem suchen Stämme, die in den von der Zivilisation entfernten Gebieten leben, auch heute noch die Erlösung von Unheil und die Linderung ihrer Leiden in Heilungsritualen, durchgeführt von den Medizinmännern des Klans, zu dem ein Kranker und dessen Familie sich begeben. Häufig kommen sie bereits mit der Gewißheit, den Verursacher der Krankheit schon zu kennen, z.B. den Raggalk eines verfeindeten Klans. Die Zauberei eines Raggalk ist dabei um vieles machtvoller als der täglich von einfachen Leuten ausgeführte Borrpoi.«

Der Raggalk

»In der Vorstellung der Yolngu lauert der Raggalk in den Büschen um ein verfeindetes Lager, um seine Magie auszuüben, nachdem die Einwohner das Lager verlassen haben. Er bringt Krankheit, indem er z.B. in eine zurückgelassene, benutzte Blätterschale spuckt. Dies soll eine Halsentzündung oder Darmbeschwerden verursachen. Findet er Exkremente von einem der Lagerer, häuft er Zweige darüber und steckt sie an. Kot zu verbrennen ist gedacht, um bei der betreffenden Person Bauchschmerzen und Durchfall zu verursachen. Einen Trinkbehälter mit dem Speer zu durchbohren, soll die Ursache für Geschwüre im Mund und um die Lippen sein, und auch für die pralle rote Zunge, die man in Gegenden mit Nahrungsmangel häufig findet. Entdeckt der Raggalk einen Urinfleck im Sand, wird er auf ihn ebenfalls mit einem Speer einstechen, um so schwere Blasenentzündungen hervorzurufen. Die Yolngu achten deshalb peinlich genau darauf, daß sie die Stelle nach dem Wasserlassen gut abdecken.«

Behandlung der Krankheiten

»Werden diese Flüche für einen Klan unerträglich, d.h. wenn sich die Krankheitsfälle häufen und die Beschwerden schlimmer werden, ruft man den Medizinmann. Zunächst werden die Symptome der Kranken behandelt.
Ein Mann mit chronischem Husten z.B. liegt auf einer Decke aus Rinde, eventuell eingerieben mit einer Tinktur, die von den Frauen hergestellt wurde. Neben ihm wird ein Feuer entzündet. Bald darauf wird der Geist,

von dem dieser Mann nach dem Glauben der Yolngu besessen ist, zusammen mit reichlich Schleim ausgehustet und in das Feuer gespuckt.
Für einen Mann, der seine Lebensenergie verloren hat, wird ein Heilbrunnen in den Sand gegraben, in den der Patient sich dann setzt. Der Medizinmann segnet den Kranken, während ein Chor zu den Geistern der Erde singt, damit sie die bösen Dämonen aus diesem Mann vertreiben. Danach wird der Kranke wieder aus dem Heilbrunnen gehoben.
Für viele Krankheiten, besonders aber Lungenbeschwerden, werden Dampf- oder Rauchbetten erstellt. Diese bestehen aus Holzgerüsten, auf denen die Kranken liegen. Darunter wird ein Feuer entzündet, das dann mit Blättern bedeckt wird. Die aufsteigenden Dämpfe und der Rauch verursachen Streß für die dem Körper innewohnenden Geister, die so hoffentlich den Körper verlassen werden.«
»Diese Rituale sind aus medizinischer Sicht allerdings eher schädlich für den Betroffenen und können kaum heilend wirken«, gab ich zu bedenken.
»Das mag sein«, antwortete Kapok. »Tritt keine Heilung ein, glauben die Yolngu allerdings, daß es wahrscheinlich ein sehr starker Zauber war, der den Kranken getroffen hat, so daß die Ursache dafür nicht durch die Heilungsrituale beseitigt werden konnte. Daher werden nun die Vergeltungsrituale durchgeführt.«

Die Vergeltungsrituale

»Das machtvollste Werkzeug für den Medizinmann ist eine geschnitzte Skulptur, die das Totemtier des Klans darstellt, zusammen mit einem der Knochen von verstorbenen Ahnen, die der Medizinmann in einem kleinen Beutel bei sich trägt. Das Totem wird in einem Ritual, bei dem der Stammeshäuptling und die Stammesältesten des Klans anwesend sind, beschworen, um Hinweise über die Identität des gegnerischen Raggalk zu erfahren und die Vergeltung zu planen. Alle Informationen werden gesammelt und das weitere Vorgehen wird geplant. Dann wird der magische Knochen für Macht und Kraft beschworen.
In einer weiteren Zeremonie, an der dann auch die jungen Männer des Klans teilnehmen, werden alle bisher ergatterten Besitztümer des Feindes verbrannt und auf die verbleibende Asche mit Speeren eingesto-

chen. Die Anwesenden singen für den Tod des Raggalk und machen sich anschließend auf die Suche nach ihm. Raggalks leben daher in ständiger Angst vor Entdeckung und sind deshalb sehr vorsichtig, um keine Spuren, z.B. von einer Lagerstätte, zu hinterlassen. Wird der Unglückliche von seinen Verfolgern trotzdem gefaßt, wird ihm keine Gnade gegönnt. Als Vergeltung für das Unheil und das Leid, das er dem Klan angetan hat, und um weitere Missetaten seinerseits zu verhindern, muß er mit seinem Leben büßen. Erst dann, so glauben die Yolngu, kann der Klan gesund und in Frieden weiterleben.«

Folgen der Zivilisation

»Ein großes Problem, das sich unserem Volk stellt, seitdem wir das Nomadenleben aufgegeben haben, ist die mangelhafte Ernährung. Seit der Einführung von weißem Mehl und raffiniertem Zucker, klagen alle viel mehr über allgemeine Müdigkeit, Lethargie, Reizbarkeit, Anfälligkeit für Infekte usw. Dies ist auf die mangelhafte und einseitige Ernährung zurückzuführen. Es ist schwierig meinem Volk zu erklären, daß ihre traditionelle Ernährung von Nüssen, vitaminreichen Früchten, frisch erlegtem Wild, Fischen oder sogar Insekten wesentlich gesünder ist und mehr Nährwert hat, als das Mehl und der Zucker, die billig und ohne Anstrengung in jedem Laden in schöner Verpackung zu kaufen sind. Nahrhafte Lebensmittel aus dem Laden können sich größtenteils nur die weißen Siedler leisten.
Wer aber wird in der Lage sein, einen Eingeborenen zu überzeugen, erneut zu jagen oder Beeren und Würmer sammeln zu gehen, wenn er sich den wohlschmeckenden Zucker aus dem Paket einverleiben kann? Und wie bringt man ihm bei, daß kein geschlucktes Arzneimittel das allgemeine Wohlbefinden wiederherstellen kann, wenn das Problem nicht in seiner Ursache bekämpft wird? Wie macht man ihm vor allem klar, daß die Ursache nicht ein böser Zauber ist, sondern mangelhafte Ernährung, unzureichende Hygiene und zum Teil auch der Streß, der durch die ständige Angst vor Flüchen und Vergeltung verursacht wird?«

Das Schlechte behalten, das Gute verlieren?

»Bedauerlicherweise, so scheint es, läßt mein Volk gleichzeitig mit diesen langsam doch wachsenden Erkenntnissen andererseits immer mehr von den heilsamen Sitten und Gebräuchen ab, wie Behandlung von Symptomen durch natürliche Heilmethoden und Rituale, die ja auch die Gemeinde zusammenführen und ihr ein Gefühl von Zusammengehörigkeit und Harmonie vermitteln sollen. Am alten, dunklen Glauben an das Böse halten sie dagegen fest.

Es bleibt zu hoffen, daß ein gesunder Mittelweg gefunden werden kann, indem Schulmediziner und Schamanen Hand in Hand zusammenarbeiten und sich in ihren jeweiligen »Spezialisierungen« zum Wohle ihrer Patienten ergänzen.«

Wir unterhielten uns bis tief in die Nacht. Schließlich legten wir noch etwas Holz aufs Feuer, und ich kuschelte mich in meinen mitgebrachten Schlafsack. Als ich am nächsten Morgen aufwachte, kitzelten mich schon die ersten Sonnenstrahlen und die Fliegen in der Nase. Aber auch ein stechender und zugleich erfrischender Geruch wehte zu mir heran.

Kapok hatte schon Tee aufgesetzt und sich mit einigen rauchenden Eukalyptuszweigen in der Hand neben mich auf den Boden gesetzt. »Das vertreibt die Fliegen und reinigt außerdem die Seele«, begrüßte mich Kapok lächelnd. Wir unterhielten uns noch eine Zeitlang, bevor wir uns herzlich verabschiedeten und ich in mein Kanu stieg, um mich mit der Strömung wieder flußabwärts treiben zu lassen. Was für ein Erlebnis, was für ein Glück, daß ich diesen Mann treffen durfte, dachte ich, als ich mich am späten Nachmittag wieder dem Steg näherte, von dem ich losgepaddelt war.

Unser Leben ist auf Gebet und Handlung ausgerichtet. Unsere Arbeit ist ein Produkt unserer Kontemplation, unserer Einheit mit Gott in allem, was wir tun. Durch unsere Arbeit bekräftigen wir unsere Einheit zu Gott, so daß Gebet und Handlung kontinuierlich ineinander übergehen.
MUTTER THERESA

Der Mann vom Wallaga Lake

Ich habe diese große Welle in meiner Vision gesehen. Sie erhob sich in Australien, diese große, weite und starke Welle, und sie überflutete Europa und die ganze Welt. Es war eine spirituelle Welle: Die Erneuerung des Traumes. GUBOO TED THOMAS

Wieder kroch unser Landrover einen holprigen Weg entlang der Ausläufer eines heiligen Berges: Mumbulla Mountain. Riesige Eukalyptusbäume, gespenstisch anmutende Riesenfarnbäume und Farnpalmen säumten auch hier den Weg. Diese Riesenfarne haben einen Stamm wie eine Palme. Das besondere an ihnen sind die neuen Blätter, die aus der Mitte herauswachsen und wie ein Bischofsstab aussehen. Diese Farnpalme wächst wie hier nur in Regenwäldern an der Westseite eines Berges. Die Aborigines verwenden die Blätter übrigens erfolgreich gegen Rheuma.

Auf dem Weg zu einer Legende

Bald müßten wir da sein, und dann würde ich ihn kennenlernen, den Stammesfürsten des Yuin-Stammes. Dieser alte Mann, der sein Leben lang für die Bewahrung der Kultur seines Volkes und dessen Ursprünglichkeit gekämpft hat, soll eine Legende sein. Er stammt aus diesem Gebiet, das Wallaga Lake genannt wird. Es ist ein Seengebiet von anmutiger Schönheit, umgeben von herrlichen Hügeln und begrenzt von zahlreichen heiligen Bergen mit tiefer Bedeutung für die dort lebenden Yuin-Aborigines. Mit seinen vielen Buchten und Fjorden umfaßt es ein riesiges Areal im Süden von Neusüdwales in Südostaustralien. Es ist ein uraltes Siedlungsgebiet der Aborigines.
Während Harald sich auf die schmalen Kurven und die schlaglochreiche

Straße konzentrierte, genoß ich den Anblick der Schluchten, die sich von Zeit zu Zeit in der grünen Tiefe des Waldes zeigten. Ich fühlte eine tiefe Verbundenheit mit diesem Land und seiner Geschichte.
Inzwischen war die Sonne zwischen den Wolken hervorgetreten und schimmerte durch die Nebelschwaden, die immer schneller aufstiegen. Schließlich kamen wir an einen Bergkamm, und vor uns öffnete sich kesselförmig ein tiefgrünes, weites Tal. Mit dem Durchbrechen der Sonnenstrahlen verwandelte es sich zunehmend in eine Oase von atemberaubender Farbenpracht und Schönheit. Als ich ausstieg und in dieses außergewöhnliche Tal hinunterblickte, verschlug es mir den Atem. Wie ein Schleier schien ein Geheimnis über dem Tal zu liegen. Eine leichte, feuchtwarme Brise wehte uns entgegen und vermischte sich mit dem leicht modrigen Regenwaldgeruch, der uns umgab. Hier und da erklang, wohl durch eine Schlange oder Echse aufgeschreckt, der Ruf eines Kookaburra, des Rieseneisvogels, während weit vor uns ein Lyrebird, der einem Fasan ähnelt, das Tal überflog. Die am Ende geschwungenen großen Flügelfedern gaben ihm den Namen Harfenvogel, wie mir Harald erklärte. Während ich fasziniert in das Tal blickte, war Jutta wie zuvor auch auf Goolaga Mountain eifrig damit beschäftigt, an Blüten zu riechen und zu schmecken sowie Zweige von Pflanzen zu sammeln, die ihr bislang fremd waren.

Ein guter Freund

Es war einer dieser »Zufälle« oder besser »Synchronizitäten«, daß wir am Tag zuvor Lynn, eine junge Aborigine-Frau getroffen hatten. Ihre ungewöhnliche Anziehungskraft hatte uns dazu verleitet, sie anzusprechen und über ihr Volk zu befragen. Mit einem vielsagenden Lächeln im Gesicht gab sie uns bereitwillig Auskunft. Ihre Ausführungen hatten uns so sehr in ihren Bann gezogen, daß wir gar nicht merkten, wie schnell die Zeit verging. Sie berichtete von den heiligen Bergen und den geheimen, noch heute stattfindenden Zeremonien auf Mumbulla Mountain, dem Berg, wo auch ihre Eltern lebten. Als sie unser echtes Interesse an ihrer Kultur bemerkte, wuchs von Stunde zu Stunde ihr Vertrauen. Wir schienen ihr zu gefallen, und so kam es, daß sie uns vor-

schlug, ihren Vater und ihre Mutter kennenzulernen, um von ihnen mehr zu erfahren:
»Mein Vater ist Stammesältester der Yuin-Aborigines. Er ist der Hüter des letzten kulturellen Erbes der Aborigines, und meine Mutter ist eine Kräuterheilkundige, die jedes heilende Kraut im Busch kennt. Wenn ihr wollt, arrangiere ich für euch ein Treffen mit den beiden.«
Freudig willigten wir ein, und bereits einen Tag später waren wir auf dem Weg zu dem Tal, an dessen Rand wir gerade standen. Als wir hinabfuhren, kamen wir zunächst an ein paar verlassenen Häusern vorbei, an denen die Scheiben zerbrochen waren. Nach einer Kurve kam schließlich ein Wendeplatz, hinter dem nach der Wegbeschreibung die Eltern von Lynn das erste Haus bewohnten.
Als wir uns dem Haus näherten, sahen wir hinten im Garten einen alten Mann mit roter Weste und schwarzem Hut an einem Busch knien. Als er uns kommen sah, stand er bedächtig auf und kam uns mit langsamen Schritten entgegen. Sein Gesicht war dunkelbraun und von tiefen Furchen gezeichnet. Er war klein und schmal und trug eine riesige, dicke Brille. Dahinter funkelten jedoch freundliche Augen liebevoll zu uns herauf. »Willkommen in meinem bescheidenen Zuhause!« begrüßte er uns herzlich, indem er jeden von uns in den Arm nahm und einmal fest drückte. »Ich bin Guboo«, stellte er sich vor. »Guboo heißt soviel wie guter Freund. Dieser Name wurde mir schon als junger Mann gegeben, ansonsten nennt man mich auch Ted.« Mit einer bedächtigen Handbewegung lud er uns ein, sein Haus zu betreten.
Es war ein sehr einfaches, typisch australisches Haus mit einem wunderschönen Garten. Vom Garten aus hatte man eine faszinierende Aussicht über den Wallaga Lake bis hin zu einer riesigen Sandbank, die ihn vom Meer trennte. Hinter der Sandbank konnte man die mächtigen Wellen des Pazifik heranrollen und sich brechen sehen.
Als wir ins Haus eintraten, kam Lynn uns freudig entgegen und begrüßte uns herzlich, fast schon wie alte Freunde. Dann winkte sie ihre Mutter heran, die bescheiden und zurückhaltend am anderen Ende des Raumes in der Küche hantierte. Sie hatte einen unvorstellbar großen Kopf mit einem sehr markanten, für Aborigines typischen Gesicht. Ihr Körper war sehr voluminös, und sie erinnerte mich an Bilder, die ich zuvor von Eingeborenenfrauen ihres Alters - sie mußte um die 55 Jahre

alt sein - gesehen hatte. Lynn stellte sie uns als ihre Mutter Ann vor und erzählte, sie sei die einzige im weiten Umkreis, die sich auf Heilkräuter verstehe. Die Stammesangehörigen suchen sie noch immer regelmäßig aus dem ganzen Stammesgebiet auf, um von ihr Rat zu erhalten.

Auserwählt

Dann fing Lynn an, über ihren Vater zu erzählen, der während ihrer Ausführungen andächtig nickte und ab und zu einige Worte einwarf. Ted war inzwischen 89 Jahre alt. Sein Vater war früher ebenfalls ein Ältester seines Stammes gewesen und seine Mutter eine weise Medizinfrau. Beide haben ihn schon in jungen Jahren die Geheimnisse der Natur und ihre Gesetze gelehrt, ohne deren Kenntnis und Beachtung ein Überleben zur damaligen Zeit ebenso wie heute nicht möglich ist. Bereits im Alter von sieben Jahren erkannten die Ältesten des Stammes, welche immensen spirituellen Kräfte im jungen Ted schlummerten, und so beschlossen sie schon damals, ihn in die Geheimnisse der Traumzeit einzuweisen. So wurde er auserwählt, später ebenfalls als Stammesältester die Geschicke seines Volkes zu lenken und die heilige Kultur der Aborigines zu beschützen und zu bewahren. Er wuchs auf, begleitet vom Wissen seiner Eltern und der Stammesältesten, die ihn in besonderer Weise schulten. Er lernte heilige Meditationen und entwickelte eine tiefe spirituelle Verbindung zu seinem Volk, seinen Ahnen und dem Land auf dem sie lebten.

Ted hatte großes Glück, denn seine Mutter konnte ihn vor den englischen Soldaten verstecken, die Anfang des Jahrhunderts durch das Land zogen, um den Aborigines ihre Kinder wegzunehmen und sie in Umerziehungslagern die alte Kultur vergessen zu lassen. So war er einer von wenigen, denen es möglich war, all die vielen traditionellen Bräuche und Rituale von Grund auf zu erlernen. Sein Vater und sein Großvater lehrten ihn alles über die Traumzeitkultur, die er später als letzter behüten und bewahren sollte. Nicht nur seine Mutter, sondern auch seine Großmutter, Grannies Tungii, war eine Medizinfrau. Beide nahmen ihn oft mit, wenn sie Patienten behandelten. Auch sie lehrten ihn viel Hilfreiches über die Geheimnisse der Heilkräuter.

Das Lied der Delphine

Einmal nahmen sein Vater und sein Großvater den jungen Ted mit auf eine Traumzeitreise vom Wallaga Lake nach La Reouse. Sie durchstreiften wochenlang die weite, wilde Landschaft und zeigten ihm dabei die heiligen Plätze ihrer Ahnen.

Als sie das Meer erreichten, wollte sein Großvater ihn das Geheimnis um die Delphine lehren. Er sang ein Lied hinaus aufs Meer, hin zu den Delphinen. Ted erhielt von seinem Vater einen stumpfen Stock und den Auftrag, sorgfältig das Meer zu beobachten. Er stand am Strand und wartete, während sein Vater und sein Großvater weitere Lieder sangen. Dabei tanzten oder besser gesagt stampften sie rhythmisch im Kreise. Nach einer Weile sah Ted plötzlich, wie sich das Meer in der Ferne kräuselte, bis es schließlich regelrecht zu brodeln anfing. Die Wellen tanzten, und es schien, als kämen sie immer näher, bis Ted schließlich erkennen konnte, daß es sich um einen riesigen Schwarm von Delphinen handelte. In einer langen Reihe schwammen sie auf den Strand zu. Dabei trieben sie einen großen Schwarm von Fischen vor sich her. Und ehe er sich versah, wurden mit einer einzigen großen Welle 30 riesige Brassen direkt auf den Sand vor seine Füßen gespült. Während Ted angewiesen wurde, sie mit dem Stock zu erschlagen, watete sein Großvater ins Wasser und umarmte einen der Delphine liebevoll mit seinem rechten Arm. Dabei sang er laut zu ihnen hinüber: »Lebt wohl, liebe Delphine, lebt wohl und habt Dank für den guten Fisch!«

»Das war vor 80 Jahren«, sagte Guboo. Ich spürte die tiefe Sehnsucht nach der vergangenen Zeit, die in seiner Stimme lag.

Erneuerung der Traumzeit

Bis Ted 25 Jahre alt war, zog er durch das weite Land, besuchte andere Stämme und Missionshäuser und arbeitete, wo er gerade Arbeit fand. Dabei lernte er viel von anderen Stämmen, doch dann kehrte er zum Wallaga Lake zurück, um seinen Auftrag zu erfüllen: Das Beschützen der heiligen Stätten und die Bewahrung und Weiterverbreitung der Aborigines-Kultur. Schnell verschaffte er sich Respekt, indem er vehement und mit vielen spektakulären Aktionen für die Landrechte der

Aborigines eintrat. Keine leichte Aufgabe, denn er hatte gegen ausländische Minengesellschaften und andere multinationale Unternehmen zu kämpfen, ebenso wie gegen den Staat, der die Rechte der Aborigines auf ihre heiligen Stätten erst vor wenigen Jahren anerkannt hatte. Ob Protestmärsche, Menschenketten um den Ayers Rock, den berühmten heiligen Berg, oder Traumzeitreisen für junge Menschen aus aller Welt, Guboo wurde gehört, und es strömten die Menschen herbei, um ihn kennenzulernen. So vernahm man Guboo bald weltweit, als er zusammen mit Nelson Mandela, dem Dalai Lama und Mutter Theresa vor den Vereinten Nationen zu deren 40. Jahrestag einen Appell an die Menschheit richtete und seine Botschaft verkündete.

Nicht lange davor, am ersten Tag des Frühlingsanfangs 1980, kurz vor Sonnenaufgang, bewegte sich eine lange Menschenschlange auf die Spitze des Mumbulla Mountain zu. An ihrer Spitze marschierte stolz erhobenen Hauptes Guboo. Angekommen auf dem Plateau des heiligen Berges wartete er, bis sich sein Stamm um ihn versammelt hatte. Dann nahm er Erde vom Boden auf und verstreute sie in alle vier Himmelsrichtungen. Danach stieß er seinen mitgebrachten Speer tief in den Boden und begrüßte die aufgehende Sonne mit einem Gebet. Daraufhin verkündete er feierlich die Erneuerung der Traumzeit, das Wiederaufleben der Schöpfungszeit und des mit ihr verbundenen heiligen Geistes.

Es war ein Lichtstrahl, der von diesem Augenblick an über das Land huschte, und den Boden, die Pflanzen und Tiere sanft berührte. Die Wiederauferstehung der Traumzeit ging wie eine Welle über den ganzen Kontinent und weckte allerorts die Menschen auf. Eine neue Zeit, das »New Age« war angebrochen.

Von diesem Tag an hielt Guboo Traumlager auf dem ganzen Kontinent und später auch in anderen Staaten ab, zu denen Tausende von interessierten, »aufgeweckten« Menschen kamen, um ihm zuzuhören und mit ihm den Geist der Erde zu empfangen. In Tänzen, Gesängen und Meditationen wurden Kräfte geweckt, die Gefühle des Wohlbefindens, der Liebe und der Vitalität auslösten und verstärkten, Kräfte, welche die Gewißheit der Notwendigkeit eines Miteinanders und Füreinanders bewußt werden ließen.

»What we think and do forms our world and we are what we want our-

selves to be« (Was wir denken und tun, formt unsere Welt, und wir sind, was wir selbst wollen.), wiederholte Guboo plötzlich mit kräftiger Stimme einige Worte von damals. »Wir alle kommen von der Erde wir müssen sie lieben und beschützen, sonst werden wir mit ihr untergehen.«
»Stellt euch vor«, begann Guboo mit leuchtenden Augen, »die Erde wäre eine Kugel und hätte einen Durchmesser von nur ein paar Fuß und sie würde an einer bestimmten Stelle wenige Meter über einer Wiese schweben.
Leute würden von überall herkommen, um sie zu betrachten und dieses Schauspiel zu bewundern. Sie würden staunend um sie herumgehen und sie von allen Seiten ehrfurchtsvoll betrachten. Sie würden die Berge und Flüsse und das Meer bewundern und die Gasschicht, die diese Kugel umfängt. Voller Ehrfurcht würden sie davor stehen und all die Kreaturen bewundern, die sich auf dieser Kugel bewegen. Die Leute würden die Kugel für heilig erklären, weil sie die einzige ihrer Art ist, und sie würden sie beschützen, damit ihr niemand Schaden zufügen würde. Die Kugel wäre das größte bekannteste Wunder, das jemals gesehen worden ist, und die Leute würden kommen, um sie anzubeten, um von ihr geheilt zu werden, um Wissen von ihr zu bekommen und um Schönheit zu erlangen. Die Leute würden die Kugel lieben und sie mit ihrem Leben verteidigen, da sie erkannt haben, daß ihr eigenes Leben so eng mit ihr verbunden ist, daß es ohne sie wertlos wäre. So wäre es, wenn die Erde nur ein paar Fuß groß wäre ...«

Guboos Lied

Unvermittelt stand Ted auf, ging in ein Nebenzimmer und kam mit zwei seltsam anmutenden Holzstücken zurück. Dann bedeutete er uns, mit ihm hinaus ins Freie zu gehen. Schweigend und mit behutsamen Schritten ging er hinaus und durch das hohe Gras um das Haus herum. An einem Feuerplatz setzte er sich mit überkreuzten Beinen ins weiche Gras und deutete uns an, es ihm nachzutun. Dann schaute er jeden einzelnen von uns einen Moment an, um dann zu verkünden, daß er uns nun etwas vorsingen würde, damit wir alle das eben Gesagte verstehen könnten. In der Hand hielt er die beiden Tropenhölzer, die sich später als alte wertvolle Klanghölzer entpuppen sollten, die er bereits von seinem Großvater geschenkt bekommen hatte. »Ich werde euch jetzt ein

Lied vorsingen, damit ihr ein Gefühl von dem allumfassenden Geist bekommt, der diesem Land, seinen Tieren, Pflanzen und den Letzten unseres Volkes innewohnt.«
Seine Nasenflügel bewegten sich unscheinbar, als er tief Luft holte und begann, die Hölzer aneinander zu schlagen. Zunächst leise, dann jedoch immer stärker, begann seine Stimme, die Stille zu erhellen.

Gubboo's song Jacky Jacky

Jacky Jacky was a smart young fella.
Full of fun and energy.
He was thinking of getting married.
But his girl ran away you see.

Oh cricketa, boobelah, will-de-myah,
Billy naja, jin-jal-ewah.

Jacky Jacky was a smart young fella.
Full of fun and energy.
He's the only one who can tell you,
What the emu told the kangaroo.

Oh cricketa, boobelah, will-de-myah,
Billy naja, jin-jal-ewah.

Hunting food was Jacky's business.
Til the white man came along.
Put his fences cross the country.
Now the hunting days are gone.

Oh cricketa, boobelah, will-de-myah,
Billy naja, jin-jal-ewah.

Now the country's short of money.
Jacky Jacky sits and laughs all day.

White fella wants to give it back to Jacky.
No fear, Jacky won't have it that way.

Oh cricketa, boobelah, will-de-myah,
Billy naja, jin-jal-ewah.

Von Klängen getragen

Weit in der Ferne hörte man das Tosen der Brandung. Die ungewöhnlichen Laute in einer fremdartigen Sprache, begleitet vom Klang der Schlaghölzer, versetzten mich in eine andere Welt. Plötzlich schien die Zeit stehenzubleiben, und ein Gefühl der Wärme und Schwerelosigkeit überkam mich. Ich vernahm Guboos Stimme wie aus weiter Ferne, und sie schien mich fortzutragen. Plötzlich sah ich die Welt ohne Gestalt im Dunkel vor mir liegen. Da, mit einem Mal, wurde es hell, und ich sah das blaue Meer tief unter mir. Auf einmal erhob sich eine riesige Schlange aus dem Meer und stieg auf das Land. Es war Almudj, die Regenbogenschlange, eines der ersten Schöpferwesen. Ich sah, wie sie die Berge, Felsdurchbrüche und tiefen Gewässer erschuf. Dann erschienen weitere Schöpferwesen: Marrawuti, der Seeadler, und Ginga, der riesige Stammvater aller Krokodile mit seinem schrundigen Rücken, eine Folge der Brandblasen, die er sich bei einem Buschfeuer zugezogen hatte.
Sie alle und noch viele andere erschufen eine jungfräuliche Welt, in der ich mich plötzlich wiederfand. Tiefer Friede und eine grenzenlose Liebe zu diesem Land und seinen ersten Wesen überkam mich. Ich fühlte mich plötzlich als Teil dieser Welt und untrennbar verbunden mit alledem was dort war, eins mit dem Felsen, den Pflanzen und allen Lebewesen, die die Schöpferwesen bis zu diesem Zeitpunkt geschaffen hatten. Sie waren ein Teil von mir und ich war ein Teil von ihnen. Tiefe Geborgenheit und das Gefühl von Glückseligkeit begannnen immer stärker zu werden...
Lautes Klatschen riß mich aus dem Traum. Das Lied war zu Ende, und Jutta, Harald und Omi, Haralds Mutter, die ebenfalls mitgekommen war, klatschten vor Begeisterung. Ich saß da mit einem Kloß im Hals, verwirrt und verschreckt. Guboo schien zu spüren, daß etwas Besonderes mit mir vorging und begann ein neues Lied anzustimmen. Ich hörte die

ersten Klänge seiner Stimme, und wieder trug sie mich fort. Alles verschwamm vor meinen Augen.

Das Paradies

Da war sie wieder, Almudj, die Riesenschlange, und aus ihrem Leib heraus entsprangen die ersten Menschen. Sie waren unschuldig und voller Liebe zueinander. Sie lebten in Frieden und Eintracht, und die Schöpferwesen waren stolz auf ihr Werk. Die Menschen verehrten ihre Schöpfer und behandelten jedes Detail der Schöpfung, jeden Baum und jeden Strauch, mit Ehrfurcht und Respekt.
Die Schöpferwesen waren zufrieden und überließen es von nun an den Menschen, das Geschaffene zu pflegen und zu behüten. Sie selbst gingen ein in die Erde: Ginga wurde zu einem Felsbrocken in Form eines Krokodilrückens, Warramurrungundji, das weibliche Götterwesen und Mitschöpferin der Menschen, wurde zu einem großen weißen Felsen tief im Regenwald...
Erneut rissen mich Stimmen zurück. Ich sah Guboo mit meinen Kameraden reden, doch ein Blick zu mir veranlaßte ihn erneut, mit dem Singen fortzufahren.

Beyond their dreaming

Looking into the morning,
Looking into the dark.
Old man sits down and watches the break of dawn
Appearing over the ocean.
In a short time golden beams of light
As they strike the clouds.
One of the most beautiful times of the morning.
But beyond this we can see
The great spiritual culture of the Dreamtime
Of the Aboriginal people.
When day light comes we are in the white mans world.
The old man gets up and slowly walks away.

Der liebevolle Klang seiner Stimme ließ mich abermals in meinen Traum entgleiten. Ich sah die Welt, die Menschen und Tiere, die in Frieden und Harmonie auf ihr lebten. Alle waren eingebunden in die Gesetzmäßigkeiten der Natur und diese wurden geachtet. Man fügte sich ein in den Pulsschlag der Natur und richtete sein Dasein am Rhythmus der Gezeiten aus. Diese alles umfassende Eintracht sicherte Existenz und Gesundheit auf dem Planeten. Heilige Zeremonien an geweihten Plätzen schufen eine tiefe Verbindung, ein festes lebenspendendes Band zwischen den Menschen und ihren Schöpferwesen und deren Land, um das sie sich mit Freude kümmerten.
Plötzlich zerrissen Donnerschläge die sanften Wogen des Windes und das friedliche Zwitschern der Vögel. Der weiße Mann kam mit riesigen Booten, aus deren Leibern immer mehr weiße Menschen strömten. Sie nahmen das Land in ihren Besitz und schossen die friedlichen Menschen herunter von den Bäumen, auf die sie voller Furcht geflüchtet waren. Gezielt vertrieben sie die Ureinwohner von ihren heiligen Plätzen und sprengten diese in die Luft, wo immer sie konnten.
Die letzten Ureinwohner, die übrig blieben, wurden versklavt und wie Tiere behandelt. Später bekamen sie nicht nutzbare Flächen in der Wüste zugewiesen. Doch ohne ihr Land war ihr Lebensauftrag bedeutungslos. Pure Verzweiflung trieb sie in den Selbstmord oder zum Alkohol...

Der Traum kommt zu dir

Plötzlich spürte ich eine Hand auf meinem Knie. Der alte Mann saß dicht vor mir und schaute mich liebevoll an. Erst jetzt merkte ich, daß ich angefangen hatte zu weinen und dabei gar nicht gemerkt hatte, daß er sein Lied schon längst beendet hatte.
»Du hast eine weise Seele und ein großes Herz. Du kannst den Geist empfangen und erspüren. Das, was du gesehen hast, war die Traumzeit. Auf dieser Lebensebene bist du eins geworden mit der natürlichen Welt. Du hast gemerkt, daß Träumen etwas ist, das zu dir kommt. Man kann es nicht durch den Verstand lernen. Du mußt erst wieder wie ein kleines Baby werden, das zuerst kriechen muß, bevor es lernen kann zu gehen. Ihr Weißen seit beschenkt mit sehr viel, ja fast zu viel Verstand. Dadurch aber verschwenden die meisten von euch zuviel Zeit mit Den-

ken und vor allem mit Reden, anstatt mit dem Fühlen oder einfach dem Sein. So ist Eure Existenz durch den Kopf dominiert und nicht durch das Herz, wo der Ursprung des Traumes zu finden ist. Auch du hast eben mit deinem Herzen die Träume empfangen, denn es ist dir gelungen, das ständig laufende Uhrwerk deines Verstandes auszuschalten. Es sind dieser Ort und meine Klänge, die dir geholfen haben, deinen Verstand zur Ruhe zu bringen und in den Traum zu gleiten. Ich weiß, du hast verstanden, was ich meine, und du hast bereits begonnen zu fühlen, was ich dir mitteilen will. Ruh dich jetzt erst einmal aus, und komm heute abend alleine wieder. Ich werde Dich einweihen in ein Ritual, das noch kein Weißer hier am Wallaga Lake erfahren durfte.«
Ich wußte noch immer nicht wirklich, was geschehen war, als mich Guboo zum Abschied fest in den Arm nahm und mir liebevoll auf die Schulter klopfte. »Realize each present moment as your best one so far and know that even better is yet to come«, waren seine Abschiedsworte, während er uns beim Davonfahren zuwinkte. Während der Fahrt und für den Rest des Nachmittags sprach ich kein Wort. Ich fühlte mich verwirrt und erschlagen, doch ich wußte, daß ab heute nichts mehr so sein würde, wie es vorher gewesen war.

Das alte Ritual

Es war etwa 19.00 Uhr, als ich erneut auf das geheimnisvolle Tal zufuhr. Die Sonne war gerade untergegangen und tauchte die ganze Gegend in ein sanftes Rot.
Als ich das Haus betrat, brannten bereits überall Kerzen. In der Mitte des Raumes standen auf dem Fußboden allerlei große, offene Muscheln, in denen sich Pulver unterschiedlicher Farben befand. Es waren geriebene Sandsteine und Ocker in verschiedenen Tönen sowie schwarze Asche, die so miteinander gemischt waren, daß alle natürlichen Erdfarben vorhanden waren.
Guboo hatte eine große Kette um den Hals, an die zahlreiche Tiersymbole geknüpft waren. Auch Lynn kam dazu. Sie trug ein einfaches Lederkleid, mit dem sie aussah wie eine Indianersquaw. Ich mußte mein Hemd ausziehen, und dann begann die Zeremonie.

Während Guboo in seiner Sprache undeutlich zu summen begann, fing Lynn an, die Farben mit etwas Wasser anzurühren. Dann nahm sie den Zweig einer Bengsia und schälte an dessen Ende die Rinde ab. Zum Vorschein kam eine Art Naturfaserpinsel, mit dem sie die Farben gut umrührte und anfing, mich zu bemalen. Guboo summte unaufhörlich etwas für mich Unverständliches. Dabei griff er auch ab und zu zum Pinsel und betupfte mich mit einer der Farben nach einem strengen Ritual. All die Symbole, die mir auf den Körper gemalt wurden, hatten eine tiefe Bedeutung. Da war der Weg zur Traumzeitreise, den wilde Tiere kreuzten, da war Almudj die Riesenschlange, da waren Eidechsen und ein Kookaburra. Es gab verschlungene Traumpfade, die zu Almudj führten. Auf der Wange war ein Lagerplatz, und auf der Stirn fand sich nach einiger Zeit schließlich ein spirituelles Symbol, das die Verbindung zur Traumzeit darstellen sollte.

All dies war ein Teil der Initiierung, denen sich früher die jungen Männer unterwerfen mußten, bevor sie Mutproben und Schmerz zu erdul-

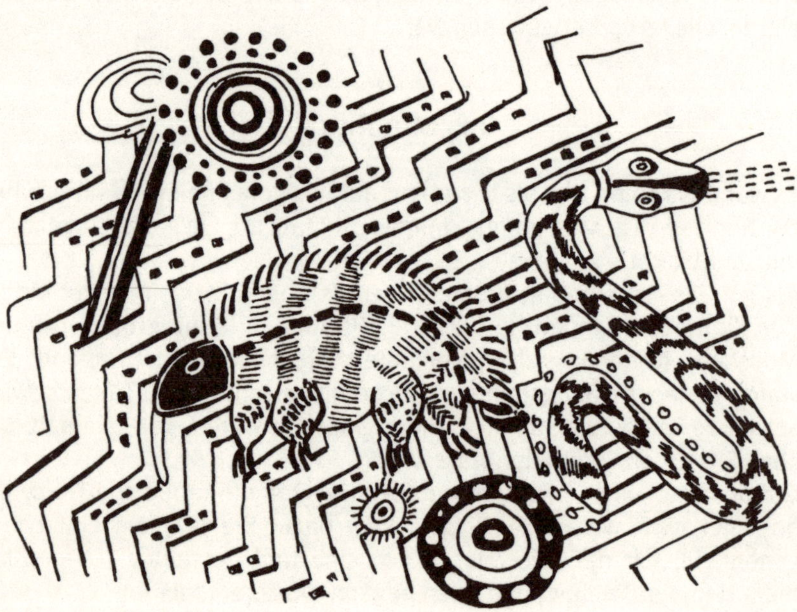

den hatten. Ich fing an zu hoffen, daß mir Derartiges ebenso wie die damals folgende Beschneidung erspart bleiben würde... Schließlich waren die beiden fertig, und Guboo sprach und sang zum Abschluß ein Lied.

»Jetzt, mein Freund, trägst du die Symbole der Traumzeit auf deinem Körper. Gehe mit ihnen heute so, wie du bist, ins Bett, und sei dir bewußt, daß du nun gereinigt bist und damit in engstem Kontakt zu unserer geistigen Welt stehst. Schlaf ein mit dem Bewußtsein der Einheit zwischen dir, deinem Ursprung, der Natur und deinem Schöpfer. Laß einfach zu, was dann passieren wird. Bevor du gehst, werde ich für uns zum großen Geist beten:

Great spirit whose voice in the wind I hear,
and whose breath gives life to all the world. Hear me!
Small and weak I am. Your strength and wisdom I need.
Make me to walk in beauty and in a sacred manner.
Make my eyes ever behold the red and purple sunsets.
Make my hands and heart respect all that you have made.
Make my ears sharp to hear your voice or receive spiritual guidance,
when I sincerely ask for a sign, a vision, a dream or prayer answer.
Make me wise, so that I may understand
the things you have ready taught my people.
Let me learn the lessons you have hidden
in every rock, leaf and herb.
I seek your strength, not to be greater than my brother and sister, but
to fight my greatest enemy myself.
Make me always ready to live my life
with your eyes smiling upon me
when my deeds or thoughts are examined by me or you.
Make me always to treat my brothers, sisters and Mother Nature's
creations as I want to be treated: with love, justice, honour, dignity,
integrity and respect.
When life fades like the fading sunset, let my eyes be clear,
my hands and heart free of bloodshed, destruction,
hatred or disrespect for Mother Earth,so that my spirit may come to
you without shame.«

Innerlich aufgewühlt von den letzten Worten, war ich zugleich tief beeindruckt von der Kraft, die während des Gebetes plötzlich in der Stimme des 89jährigen lag.
Ich bedankte mich bei den beiden und machte mich mit Herzklopfen auf den Heimweg. Zu Hause angekommen wurde ich von meinen Kameraden ehrfürchtig begrüßt. Sie schienen etwas amüsiert zu sein über mein Aussehen. Als die erste Überraschung über meinen Anblick verflogen war, bat ich sie, mich gleich zurückziehen zu dürfen und ging sofort ins Bett. Innerlich noch sehr aufgeregt von den Ereignissen, schlug mein Herz bis zum Hals. Was würde jetzt wohl kommen, was hatte Guboo gemeint, als er sagte, daß heute nacht etwas passieren werde? Ich machte mir noch viele Gedanken, doch irgendwann schlief ich ein.

Ich setze meine Hoffnung auf diejenigen, die erwacht sind, und auf jene, die über den Mut und die nötige Überzeugung verfügen, zu erkennen, wie viele andere Menschen dieses Potential ebenfalls haben. Wenn dies passiert, werden wir eine Renaissance erleben. Hören sie auf diejenigen, die sie ermutigen, zu besseren Menschen zu werden, nicht auf jene, die mit ihrer Angst spielen. Meiner Ansicht nach, werden wir entweder ein rapides Absteigen in das schrecklichste aller Szenarios erleben, oder aber der Traum von einer besseren Zukunft wird wahr. Die Entscheidung liegt bei uns.
LARRY DOSSEY, AUS: TOWARDS A NEW WORLD VIEW

Reise in die Traumzeit

Was wir uns lebendig vorstellen, glühend begehren, wonach wir uns voller Begeisterung richten, muß unweigerlich zur Wirklichkeit werden.
C. P. SISSON

Ich schwebte durch das Universum, frei und schwerelos. Dann sah ich weit unter mir die Erde liegen, ruhig und unschuldig. Ich trat ein in eine unbekannte Welt. Es war eine Welt der Freiheit und Absichtslosigkeit. Eine Welt voller Natürlichkeit und Liebe, frei von Egozentrik, frei von Motiven und jeglichem zielhaften Streben.

Wie der Herbstwind

Man lebte gelassen, war natürlich und offen für die Bewegungen des Daseins und empfing alle Ereignisse mit offenen Armen. Die Menschen hatten aufgehört zu kämpfen oder sich den Kopf darüber zu zerbrechen, wie Dinge am besten zu lösen seien. Vielmehr handelte man spontan und intuitiv und lebte befreit von Vergangenheitsereignissen und Zukunftssorgen vollkommen in der Gegenwart, bestrebt, jeden Augenblick des Lebens achtsam aufzunehmen. Jedermann genoß das Leben dort, wo es in diesem Augenblick stattfand. Alles war gut, so wie es war. Die Dinge um einen herum wurden nicht gewertet, sondern hellwach und voller Aufmerksamkeit betrachtend angenommen. Gedanken ließ man kommen und gehen, ohne sich länger als nötig mit ihnen zu befassen oder sie festhalten zu wollen. Es wurde ihnen nicht gestattet, sich einzunisten und sich breitzumachen. Der Mensch war in diesen Dingen geworden wie der Herbstwind, wenn er die braunen Blätter bewegt: Er berührt sie, nimmt sie aber nicht weit mit.
Der Mensch hatte begriffen, daß er den Herausforderungen des Lebens

nicht mit Kampf und Anstrengung begegnen kann, denn dies würde nur bedeuten, den Dingen mit unzulänglichen Mitteln zu begegnen, statt sie jener Macht zu überlassen, die die Dinge viel besser zu lösen weiß. So gab er sich voller Vertrauen dem Fluß des Lebens hin. Auch Ungeduld war ihm unbekannt. Er war am Ziel, wo immer er war, nämlich bei sich selbst. Er wartete auf nichts. Was geschah, geschah und so nahm er es an. Er lebte voller Liebe zu sich, zu den Menschen und voller Dankbarkeit der Schöpfung gegenüber, von einem Tag zum nächsten. Er wollte nichts Besonderes werden, besaß keinen Ehrgeiz nach Ruhm oder Anerkennung. Ihm genügte sein eigenes, erfülltes Leben. Er versuchte nicht, seine eigenen Fehler, wie Neid, Gier, Eifersucht, Ehrgeiz und Furcht zu bekämpfen, sondern akzeptierte sie als zu ihm gehörig und identifizierte sich mit ihnen als etwas Menschlichem. Durch sorgfältige Beobachtung sammelte er Erkenntnisse über sich und seine Reaktionen und gewann so Einsicht in die Tiefen seines Wesens. Unter dieser milden Aufmerksamkeit begannen die Dinge sich von innen heraus zu wandeln.

Der Mensch war voller Lebensfreude, wenn er genoß, lebte er voll im Genuß. Hatte er genossen, war der Genuß für ihn vorüber. Weder in Gedanken noch in Wünschen hing er dem Vergangenen nach. Er akzeptierte seine Gefühle so wie sie waren, Freude war Freude und Leid war Leid.

Mit allen Sinnen nahm er das Erlebte in seiner ganzen Schönheit dankbar auf, verarbeitete es direkt über seine Sinne zum Bewußtsein, ohne dem Verstand zu erlauben, Zensur auszuüben. Darum war er jederzeit ausgeglichen, und seine Stimmung war von Ruhe, Gelassenheit und grenzenloser Harmonie geprägt. Liebe für sich und das Universum trug er immerfort in sich und lebte diese in natürlicher Weise aus.

Vor einem epochalen Evolutionssprung

Was war geschehen mit dieser Welt? Wie im Zeitraffer begann ich alles klar in der Retrospektive zu sehen.

Die Menschen hatten mit einem Mal erkannt, daß sie in der Eile des täglichen Lebens stehenbleiben mußten, um sich auf neue Werte zu besin-

nen und nach dem Weg zu fragen. Damit bereiteten sie unbewußt einen epochalen Evolutionssprung vor, mit dem sie später über sich selbst hinaus transzendieren sollten.
Sie fingen an zu begreifen, daß sie kein materiell stabiles Universum bewohnten, sondern sich inmitten eines großen Feldes sich permanent verändernder dynamischer Energien befanden. Alles um sie herum bestand aus unsichtbaren Energiefeldern, die sie intuitiv erfahren, erspüren und sogar selbst beeinflussen konnten.
Geheimnisvolle mystische Energieformen einer ebenso geheimnisvollen, übernatürlichen Größe X wurden schon zu allen Zeiten von allen großen Religionen und den Mystikern beschrieben. Aber der Glaube der meisten Menschen an das materialistische, wissenschaftliche Weltbild, welches derartige Mystik als Unsinn abstempelte, war zu groß.
Die Tibeter gehörten zu den ersten, die diesen Schritt vollzogen. Sie besaßen bereits seit Jahrtausenden ein tiefes Verständnis für das Wesen von Geist, Materie und Energie. Seit jeher nutzten sie ihre Erkenntnisse, um mit Hilfe dieser Energie ihren Körper zu heilen, ihre Seele zu harmonisieren und ihren Geist zum Erlebnis der Einheit zu führen. Ob in Indien, Japan, Ägypten, Rom oder Griechenland, dieses Wissen um die Energie wurde zu allen Zeiten in den Mysterienschulen fast aller alten Kulturen behütet und bewahrt. Die alles durchdringende Kraft, die in der Schöpfung wirkt und lebt, fand überall andere Namen: universale Lebensenergie, Chi, Prana, Tao, Licht, heiliger Geist, Mana, Wakonda (bei den Sioux) oder Heilkraft der Natur (bei Hippokrates).
Auch wenn die Grundbedingungen zur Anwendung je nach Kultur und Religion zum Teil weit auseinanderklafften, handelte es sich dennoch um dieselbe Grundenergie, die alle Dinge bewegte.
Die unfaßbare Lebendigkeit auf dem Planeten: der einfache Stein, der komplizierte Aufbau einer Grille, das Wachsen eines menschlichen Wesens aus einer befruchteten Eizelle, die Vielfalt dessen, was die Natur geschaffen hatte, wie unerschöpflich mußte die treibende Energie sein, die hinter all diesen Erscheinungsformen wirkte, und wie unermeßlich die Intelligenz, die ihnen Gestalt und Struktur verlieh.
Selbst Physiker mit Namen wie Albert Einstein oder Max Planck mußten immer wieder eingestehen, daß sie bei ihren Forschungen an unlösba-

re Rätsel und an Grenzen stießen, die nur eine Erklärung zuließen: Es gibt eine übergeordnete Kraft, eine Art universellen Geist, der das ganze Universum aus sich selbst heraus fortwährend wachsen läßt.
Die evolutionäre Transzendierung der Menschen trat in ein weiteres Stadium: Die Stimmen namhafter Wissenschaftler, welche die Existenz eines geheimnisvollen elektrischen Feldes beschrieben, mehrten sich. Erkenntnisse der Quantenphysik beschrieben immer deutlicher eine Art energetisches Feld, welches vollkommen ausgewogen war und nur mit sich selbst in Wechselbeziehung stand. Ein Feld reiner Intelligenz, das alle Kräfte aus sich selbst hervorzubringen schien und damit die Basis der Schöpfung darstellte. Eine Energie, zu der es aus wissenschaftlicher Sicht nichts mehr zu sagen gab.

Ein neu zu entdeckender »Kontinent«

Parallel zu dieser Entwicklung verspürten immer mehr Menschen Impulse, die sie motivierten, in immer neue Dimensionen persönlicher Freiheit und »übermenschlicher Reife« vorzustoßen. Diese Impulse strömten aus einer geheimnisvollen Ebene der Wirklichkeit, wo Raum und Zeit ihre Gültigkeit verloren zu haben schienen. Die ersten der so vermittelten Einblicke in die Möglichkeiten des menschlichen Bewußtseins begannen die Welt zu verändern. Uralte Menschheitsfragen wurden plötzlich aus einer anderen Sichtweise betrachtet und mit neuen Werkzeugen bearbeitet.
Der Bereich »Gehirn-Geist-Bewußtsein« wirkte plötzlich wie ein neu zu entdeckender Kontinent, der revolutionäre Erkenntnisse über das enthielt, was man als Spiritualität bezeichnete. Er vermittelte neue Impulse für die weitere Entwicklung der Menschheit, die sich in immer größeren Schritten auf einen dritten evolutionären Durchbruch zubewegte. Nach der chemisch-physikalischen Evolution, die aus sich selbst heraus in eine biologische transzendiert war, war die Tierwelt und dann die menschliche Existenz erstanden, die nun erneut auf einen epochalen Wendepunkt hinsteuerte. So begann eine neue Ebene der Existenz auf der Erde, deren Struktur weder durch die Physik, die Biologie noch durch die bis dahin vorherrschenden Sozialwissenschaften adäquat beschrieben werden konnte.
Im psychologischen und therapeutischen Bereich entwickelten sich

Verfahren und Wahrnehmungsrahmen, die einen Fortschritt im Umgang mit dem eigenen Gehirn und den latent vorhandenen menschlichen Potentialen ermöglichten. Vieles deutete darauf hin, daß die Menschen das ihnen geschenkte Leben bislang nur zum Teil lebten. Der wachsende Kontakt zu anderen Kulturen zeigte ihnen in zunehmenden Maße, daß fremde soziale Gemeinschaften mit ihrem Leben ganz anders umgingen und teilweise ganz unterschiedliche menschliche Eigenschaften verstärkt entwickelt, andere dagegen vernachlässigt oder unterdrückt hatten. Diese Beobachtung gab ebenfalls Anlaß zu der Hoffnung, daß sie alle noch über ein erhebliches Wachstumspotential verfügten.

Schnell machte sich Optimismus breit, angesichts des noch bevorstehenden Abenteuers der unbegrenzten Reifungsmöglichkeiten. Diese ließen sich noch um ein Vielfaches erweitern, bezöge man latent vorhandene, emotionale und intuitive, übersinnliche oder paranormale Fähigkeiten, wie z. B. Telepathie, Fremdsuggestion, Geistheilung, Hellsichtigkeit und andere außergewöhnliche Formen der Wahrnehmung und des Kommunizierens mit anderen Wirklichkeiten ein.

Aus der Chaosforschung erwuchsen ebenso wie aus religiös-spirituellen Lebensanschauungen und Mysterien neue Vorstellungen zur Dimensionalität von Raum und Zeit, zu Energie und Information. Diese boten den Menschen die Möglichkeit, sich über ihre Stellung im Universum sowie den Grund ihres Daseins bewußt zu werden.

Die Zeit der Erneuerung wurde ausgerufen. Das sogenannte »Wassermannzeitalter« brach an, und immer mehr Menschen fingen an zu begreifen, daß es weit mehr gab zwischen Himmel und Erde, als im Rahmen des streng mechanistischen Weltbildes bis dahin möglich schien. Die Menschen erkannten, daß es außer Technik und materiellen Bequemlichkeiten weitaus Größeres gab, wonach es sich zu streben lohnte. So begann die wahre Natur des Universums und der wirkliche Grund der menschlichen Existenz auf diesem Planeten in das Bewußtsein der Menschen Einzug zu halten.

Es folgte ein tiefgreifender Transformationsprozeß, durch den es den Menschen schließlich mit wachsender emotionaler Intelligenz und Konzentration gelang, diese Energiefelder in Bewegung und schließlich in jede gewünschte Richtung zu lenken. In besonderen Meditationen zapften sie Energiequellen an und erhöhten so ihr Energieniveau und damit ihre Gesundheit und ihr Wohlbefinden. Nach und nach erkannten die Menschen, daß ihre Energie immer dorthin floß, wohin ihre Aufmerksamkeit sich richtete. Sie machten sich diese Erkenntnis zu Nutze, indem sie ihre Energie gezielt in die Erfüllung ihrer Wünsche und Träume lenkten. Durch die Gleichschwingung mit dem Ziel erhöhte sich, gelenkt durch die Energie, die Anzahl der sogenannten positiven Zufälle. So war es den Menschen gelungen, die vermeintlichen täglichen Zufälle als Teil ihres Lebens zu interpretieren, und sie hatten gelernt, die in ihnen liegende Chance zu nutzen. Den Mut dazu schöpften sie aus der Energie und dem göttlichen Vertrauen in sich selbst und in die Gesetze des Schicksals und damit der Schöpfung.

Der Schlüssel zum wahren Leben

Der größte Fortschritt lag in der Erkenntnis, daß die Liebe der eigentliche Schlüssel zum wahren Leben ist, daß sie die Urzelle dieser Energieform ist. Sie ist die Grundvoraussetzung für Spaß am Leben, für Glück, Gesundheit und Wohlbefinden. Liebe und alle ihr verwandten Gefühle sind ein naturgegebener Lebensprozeß und stehen mit den Gesetzen und der Ordnung des Kosmos in Einklang. Liebe ist eine Energieform, die gleichzusetzen ist mit der Kraft der Natur bzw. der Schöpferkraft oder des großen Geistes. Als Ursache der Schöpfung hat sie einen lebenspendenden und gesundheitsfördernden Einfluß auf Körper und Seele. Wohlwollen, Güte, Zuneigung, Großmut, Verständnis, Frohsinn - all dies sind Empfindungen, die von einem Geist der Liebe ausgehen, und von ausnahmslos allen Lebewesen als wärmende und belebende Schwingungen wahrgenommen werden. Die Menschen begannen, die Wertlosigkeit materieller Anhäufungen zu erkennen, und sie stellten überrascht fest, daß Liebe und Hilfsbereitschaft, die sie anderen schenkten, ihr eigenes Herz reicher machten.

Zu jeder Zeit war es die Liebe, die aus dem Chaos Ordnung schaffte, die die Rätsel des Lebens löste. Sie ist die treibende Kraft der Welt. Ein Leben, das überströmt von Liebe, ist voll und reich und wächst immerfort an Schönheit und Stärke.

Liebe und ihr verwandte Gefühle sind das Normale und das Natürliche, das mit der ewigen Ordnung der Natur in Einklang steht. Die Menschen

hatten erkannt, daß edle Taten des Miteinanders und Füreinanders sie verbanden und liebevolle Gedanken zu jeder Zeit die beste und wirkungsvollste Medizin waren. Es war ihnen gelungen, nach diesen tugendhaften Vorsätzen zu denken und zu handeln. Dadurch war ein Zustand tiefster Einheit und Harmonie mit der Schöpfung, der das Entstehen von Krankheiten unmöglich machte, entstanden. Die Menschen merkten auch, daß Unsicherheit, Frustration und Gewalt endeten, sobald sie eine innere Verbindung mit der göttlichen Energie hergestellt hatten und sie spürten.
Einer der Maßstäbe für die Existenz dieser Verbindung war ein Gefühl von Freiheit und Tatenfreude sowie ein warmes Gefühl der Liebe, welches das Herz leicht machte. Waren diese Zeichen spürbar, so war die Verbindung mit der göttlichen Energie echt, wenn nicht, handelte es sich lediglich um eine angenommene Verbindung. Je länger es gelang, diese Verbindung aufrecht zu halten, desto deutlicher wurde es bewußt, wenn sie plötzlich unterbrochen wurde. Dies war in der Regel der Fall, wenn Streß oder Disharmonie in das Leben traten.
Allzuoft war es früher vorgekommen, daß sich Menschen von der Quelle dieser Energie abgeschnitten hatten. Deshalb fühlten sie sich schwach und unsicher. Um Energie zu gewinnen, zwangen sie andere dazu, ihnen Aufmerksamkeit zukommen zu lassen. Dadurch, daß sie andere erfolgreich dominierten, saugten sie zu ihren Gunsten deren Energie ab. So fühlten sie sich stärker, während die anderen geschwächt wurden und sich als Folge davon oftmals zur Wehr setzten. Der Wettstreit um menschliche Energie war zu der Zeit die Ursache aller zwischenmenschlichen Konflikte.
Als jedoch das eigene manipulierende Verhalten, mit dem Ziel Energie zu stehlen, in das Bewußtsein rückte, begann der Nebel zu sich lichten und das Netzwerk der Verstrickungen wurde erkennbar. Die klare Sicht der Dinge festigte in zunehmender Weise die Verbindung mit der göttlichen Energie, so daß die Menschen in die Lage versetzt wurden, ihren Pfad des inneren Wachstums und die ihnen auferlegte spirituelle Lebensaufgabe zu erkennen. Diese Wahrnehmung der eigenen Lebensaufgabe setzte den Impuls für einen mutigen Schritt, um zum Wohlergehen der Welt beizutragen. Hierdurch häufte sich die Anzahl positiver Zufälle und merkwürdiger Fügungen.

Zunächst waren da Fragen, dann Träume, bald darauf Tagträume und schließlich Eingebungen, die den Weg zu neuen Wahrheiten ebneten. Hilfestellung leisteten dabei immer andere Menschen, die scheinbar zufällig herantraten und in irgendeiner Form einen wichtigen Impuls bzw. eine weiterbringende Information zu vermitteln hatten.
Die Menschen merkten, wie sie selbst auf die Häufigkeit solcher positiven, hilfreichen Fügungen Einfluß nehmen konnten, indem sie jedem Menschen, der ihnen begegnete, offen und freundlich entgegentraten. Um so mehr sie sich bemühten, im Gesicht des Gegenübers das Schöne zu sehen, desto stärker wurde der gegenseitige Austausch positiver Energie, und umso klarer wurde die gegenseitige Botschaft wahrgenommen. So beschleunigte sich der gegenseitige Reifungsprozeß der Menschen immer mehr. Strebend nach Wachstum und Vollendung der spirituellen Aufgabe, wuchsen die Menschen in immer höhere energetische Dimensionen hinein, die immer intensiver mit der Schöpferkraft verflochten waren, bis sie schließlich eins mit der Schöpfung wurden und sich damit der Kreislauf von Leben und Tod vollendete ...

Sich dem Fluß der Liebe zu öffnen,
bedeutet, sich dem Leben zu öffnen.

Die Botschaft der Schamanen

Die Entdeckung des Quantenbereichs ermöglichte es uns, den Einfluß der Sonne, des Mondes und der Ozeane auf unser tieferes Selbst nachzuvollziehen. Nirgendwo auf der Welt existiert ein größeres Potential zur Heilung. Wir wissen bereits, daß der menschliche Fötus sich entwickelt, indem er sich an die Formen des Fisches erinnert und sie ebenso imitiert wie die der Amphibien und frühen Säuger. Die Entdeckung der Quanten ermöglicht es dem Menschen, sich in ein Atom zu versenken und sich an den Anfang des Universums selbst zu erinnern.

DR. DEEPAK CHOPRA, AUS: »QUANTUM HEALING«

Wieder war es der Kookaburra, der mich zusammen mit den ersten Sonnenstrahlen aufweckte. Erst wußte ich gar nicht, wo ich war, doch als ich das etwas farbverschmierte Kopfkissen sah, wußte ich Bescheid. Was für eine Nacht, was für ein Traum. Die Welt, alles was ich gesehen hatte, lag noch voller Klarheit vor mir. Ich war dort gewesen, in der Zeit vor der Zeit, in der Traumzeit ...

»Aufstehen, Kaffee ist fertig!« Harald klopfte wie immer lachend an die Tür. »Wir sitzen schon hier und sind neugierig auf das, was dir heute nacht passiert ist!« Ich stand auf und erzählte den beiden von meinen Erlebnissen der letzten Nacht. Sie hörten aufmerksam zu und stellten von Zeit zu Zeit interessierte Zwischenfragen. Als ich alles berichtet hatte, saßen wir schweigend am Tisch.

Der »lachende Hans«

Während Harald und Jutta nachdenklich und jeder in sich versunken waren, hatte mich die Abenteuerlust erneut gepackt. »Wollten wir nicht heute nach Albury fahren und deinen Freund besuchen?« fragte ich voller Tatendrang. »Ja, du hast recht, wir müßten schon längst unterwegs sein, denn er wartet auf uns«, sagte Harald eilig. Haralds Freund ist Lehrer. Er hat sich zur Aufgabe gemacht, die Grundlagen seiner Kultur zu lehren und zu verbreiten. Sein Vater war ein Schamane, ein Medizinmann, der um die Geheimnisse des Lebens wußte. Er hat seinen Sohn bereits in die Kunst des Heilens eingeweiht und ihn regelmäßig zu Heilzeremonien mitgenommen.

Harald hatte ein Treffen mit ihm vereinbart, und so machten wir uns auf den Weg ins drei Fahrstunden entfernte Albury. Als wir an seinem Haus ankamen, war er nicht da. Wir warteten im Schatten eines alten Feigenbaums, bis endlich ein alter Pick-up um die Ecke kam und vor dem Haus hielt. Heraus stieg ein kleiner, recht stämmiger Mann Anfang Sechzig. Er hatte eine Glatze, und in seinem kreisrunden Gesicht saß die typische dicke Knollennase, unter der ein riesiger Mund mit breiten Lippen uns herzlich anlachte, als wir uns gegenseitig begrüßten. Für Aborigines ungewöhnlich, verschwand das Lachen nicht aus seinem Gesicht, im Gegenteil, er grinste unaufhörlich von einem Ohr zum anderen. Sein Name war Kookaburra, was bei den Einheimischen auch »lachender Hans« bedeutet. Dieser Name schien zu ihm zu passen, deshalb nannten wir ihn auch so, obwohl er eigentlich Eddie Nieborn hieß.

Krankheit ist gestörte Harmonie

Die nächsten Stunden verbrachten wir damit, den lachenden Hans mit Fragen zu überschütten. Mit einer Engelsgeduld beantwortete er lachend alle unsere Fragen, die sich fast ausschließlich um das Thema Krankheit und die Rolle der Medizinmänner drehten. Auf meine erste Frage, wie sich die Aborigines Krankheiten erklären, antwortete der lachende Hans:

»Wir Ureinwohner verstehen unter Gesundheit ein Gefühl der Harmonie mit uns selbst und den Menschen, unter denen wir leben. Es herrscht ein Leben in Einklang zwischen Menschen und der Natur. Dabei steht das harmonische Gleichgewicht von Innen- und Außenwelt im Vordergrund. Die Welt der Ureinwohner besteht im weitesten Sinne aus der

Fünf Kategorien von Krankheiten

Die Aborigines unterscheiden neben den durch die Weißen eingeschleppten Krankheiten fünf Kategorien von Krankheiten:

- ◇ Folgen natürlicher Einflüsse wie Verletzungen, Übelkeit oder auch das als naturgegeben angesehene Sterben sehr alter Leute.
- ◇ Leiden als Folge direkter Einflüsse aus der Geisterwelt, wenn z. B. ein Traum einen schlechten Einfluß auf Stammesangehörige ausübt, Geister krankmachende Wirkung an bestimmten Orten haben, Unwissende geheiligte Objekten unachtsam berühren oder Totengeister innerhalb des Stammes wüten.
- ◇ Die häufigsten Erkrankungen sind Resultat indirekter übernatürlicher Einflüsse, insbesondere Magie. Diese wird nur von den Medizinmännern beherrscht. Es sind die gefährlichsten Leiden, da sie potentiell todbringend sein können. Dazu gehörten auch das Verzaubern mit Knochen (Boning), das negative Besingen oder das Zeichnen einer Person auf Baumrinde, die dann zerstört wird. Auch das Verwandeln des Opfers in einen bösen Charakter (Kurdaitcha) sowie das Vergiften durch Zaubermittel (Marwooya) gehörten dazu. Erkrankungen infolge von Verletzungen bestimmter Speisetabus gehören ebenfalls zu dieser Kategorie.
- ◇ Krankheiten, die auf bestimmte Umweltgegebenheiten zurückzuführen sind. So gibt es Orte mit schlechten Schwingungen, an denen z.B. viele Todesfälle auftraten. In diesem Zusammenhang werden auch Unwetter und Stürme als Vorboten von Krankheiten angesehen.
- ◇ Krankheiten durch Krafteindringlinge sind durch allgemeine Symptome wie Unbehagen, Übelkeit, erhöhte Temperatur oder örtlich lokalisierte Schmerzen gekennzeichnet. Diese Eindringlinge sind die latenten Kräfte anderer Menschen, die oft, ohne es zu wissen, durch ihre negative, egoistische und häufig aggressive Ausstrahlung Energie auf andere Menschen übertragen, die diese wiederum in innere Disharmonie versetzt. Mit diesen feindseligen Kräften fügen sie anderen Menschen direkten Schaden zu. Der Schamane muß jene Kräfte erkennen und ausleiten.

Familie, dem Klan und dem umgebenden Land bzw. der Natur. Störungen dieses Gleichgewichts innerhalb des Lebensraums werden als wahre Ursachen von Befindlichkeitsstörungen und Krankheiten gedeutet. Kommt es zu einer Störung der sozialen Ordnung, wird gegen natürliche Gesetze verstoßen. Das gestörte Gefühlserleben findet seinen sichtbaren Ausdruck in einer körperlichen Störung. Der Körper macht als Spiegelbild der Seele und des Gefühlslebens etwas sichtbar, was sich eigentlich im psychosozialen Umfeld, also in der Gemeinschaft, vollzieht. Durch das enge Geflecht zwischen dem einzelnen und seinem Stamm, wirkt sich diese Störung auf den ganzen Stamm aus, der deshalb als Gesamtheit in den Heilungsprozeß eingebunden wird. Die Aufgabe der ganzheitlichen Heilung obliegt dem Schamanen oder Medizinmann, während der Einsatz einfacher Heilmittel zur Versorgung von Wunden oder zur Linderung von Husten und Magen-Darmleiden von älteren heilkundigen Frauen übernommen wird. Es sind besonders kluge Frauen, die oft von Medizinmännern eingewiesen und ausgebildet worden sind. Ihr Wissen beschränkt sich jedoch neben der Kräuterheilkunde auf Geburtshilfe, Weissagungen und weiße Liebesmagie. Bei einigen Stämmen, wie z.B. bei den Walbiri, setzen die Frauen sogenannte Yuwaldju-Lieder oder Symbole ein, die den Patienten im Kampf gegen das Böse unterstützen sollen. Die Kraft der heilenden Energien wird durch das Hören des Liedes und das auf den Leib aufgemalte Symbol direkt in den Körper hineingeleitet. Krankheiten, die durch die Heilpflanzen nicht behandelt werden können, gegen die im wahrsten Sinne des Wortes »kein Kraut gewachsen ist«, werden dem Medizinmann zugeführt. Diese Krankheiten haben nach Ansicht meines Volkes«, so fuhr der lachende Hans fort, »spirituelle Ursachen, z.B. einen bösen Fluch oder die Strafe der Götter als Folge eines persönlichen Fehlverhaltens.«

Ein archaisches Heilsystem

»Der Schamanismus ist das ursprünglichste Heilsystem der Menschheitsgeschichte. Lange bevor es Ärzte gab, waren die Schamaninnen und Schamanen die Heiler in allen Kulturen. Sie arbeiten heute noch

mit ähnlichen Mitteln und Techniken. Ob in Südamerika, Indien, Sibirien, Indonesien oder Australien, der Schamanismus ist auch heute weltweit zu finden. Nur in euren Hochkulturländern«, die Stimme von Hans wurde etwas ernster, »wurde der Schamanismus zuerst durch die Religionen und das organisierte Priestertum, später durch die High-Tech-Wissenschaft verdrängt. Dadurch habt ihr den Zugang zu euren archaischen Kräften verloren. Dennoch sollte der Schamanismus für euch heute ein großes mentales und emotionales Abenteuer darstellen, denn er kann euch helfen, über eure selbst gesteckten rationalen Grenzen hinauszublicken, um eine neue Wirklichkeit zu entdecken und dort Kraft zu schöpfen, für ein Leben voller Gesundheit und heiterem Wohlbefinden.
Während das mystische Paradies der Einheit zwischen Tier und Mensch im Laufe der Jahrtausende in den meisten Ländern der Erde mit dem Einzug der Wissenschaft verlorenging, blieb es dem Schamanen ebenso wie dem Visionär möglich, Kraft seiner Fähigkeiten in die »übernormale« Wirklichkeit einzutauchen und weiterhin Kontakt zur Schöpferkraft zu halten. Der Begriff der Traumzeit verkörpert bei den Aborigines dieses Bewußtsein, denn sie bezieht sich auf eine mythische Vergangenheit, die zuweilen noch parallel zur heutigen normalen Wirklichkeit existiert und die in Träumen und Visionen betreten werden kann.
Gerade der australische Schamane ist wie kaum ein anderer in der Lage, in die Bewußtseinsebene der Tier-Mensch-Einheit einzutreten. So ist es ihm möglich, Tiere zu verstehen und mit ihnen zu reden. Diese Fähigkeiten waren meinem Volk in den vielen Jahrtausenden, die sie auf diesem Kontinent leben durften, sehr hilfreich, um in der Härte des Outback zu überleben. Dadurch haben sie bis heute engen Kontakt zur Traumzeit aufrechterhalten. Dies wiederum macht sie widerstandsfähig gegenüber den Verlockungen der Zivilisation. Diesem Umstand ist es auch zu verdanken, daß es noch immer Aborigines gibt, die bewußt die mystische Einheit zwischen Tier, Mensch und Natur der oberflächlichen, auf Ersatzbefriedigung ausgerichteten Gesellschaft vorziehen.«

Verbindung zu kosmischen Energien

»Der australische Schamane«, so erklärte Hans weiter, »ist in der Regel ein Mensch von ehrbarer und meist außergewöhnlicher Persönlichkeit.

Er besitzt eine ausgesprochen starke intuitive Kraft, die er mit kosmischen Energien in Verbindung bringt. Sie erlauben es ihm, in eine übernormale Wirklichkeit mit ganz neuen Bewußtseinsräumen einzutreten.
In der heutigen, hoch technisierten Zeit liegt die besondere Aufgabe des Schamanen u.a. darin, die verlorengegangene Balance zwischen Mensch, Natur und Kosmos und damit die natürliche, beglückende Lebendigkeit und Harmonie wiederherzustellen.
Da der Körper aus schamanischer Sicht ein Spiegelbild der Seele ist, gilt die ganze Aufmerksamkeit der Heilung der Seele, die in Mißklang mit Körper und Geist geraten ist. Durch zunehmende Verdrängungs- und Schutzmechanismen in einer streßgeplagten, den einzelnen oft überfordernden Gesellschaft erfährt auch die Seele eine Zurückdrängung. Mangelnde Selbstakzeptanz, Verlust an Individualität, Selbstbewußtsein und Selbstwertgefühl sind vielfach Ausdruck einer verletzten, durch Eigenliebe ausgegrenzten Seele.
So versucht der Schamane mit großer Aufmerksamkeit und mitfühlender Liebe die Seele seines Patienten zu reintegrieren und sie erneut mit kosmischer Lebensenergie, d.h. mit Liebe, zu füllen. Ihr könnt euch dies z.B. so vorstellen, daß der Schamane wie ein Trichter die kosmische Energie, um die er im Gebet bittet, empfängt, um sie dann gebündelt wie einen Laserstrahl an seinen Patienten weiterzuleiten. Der Patient wird so von der Schöpferenergie bzw. von der Liebe, der Keimzelle der Schöpfung, überflutet und kann mit dieser Kraft sein Seelenheil wiederfinden.«
»Da schamanische Heilmethoden seit Jahrtausenden überliefert worden sind, haben sie unzweifelhaft eine bedeutend längere Zeit der

Anerkennung schamanischer Heilmethoden durch die WHO

Schamanische Heilmethoden haben eine bedeutend längere Zeit der Erprobung in der Praxis vorzuweisen als die meisten modernen psychotherapeutischen Techniken. Aus diesem Grund hat die WHO 1980 beschlossen, den schamanischen Methoden die gleiche Bedeutung bei der Heilung psychosomatischer Krankheiten zukommen zu lassen wie der westlichen Medizin.

Erprobung in der Praxis vorzuweisen als die meisten modernen psychotherapeutischen Techniken. Besonders bei uns in Australien öffnet sich die moderne Psychologie immer mehr spirituellen Ansätzen, was ich als sehr lobenswert erachte, da Gesundheit und Religiosität, wie ich euch gerade erklärt habe, untrennbar miteinander verbunden sind.
Ungeachtet religiöser oder kultureller Ausrichtung können schamanische Heilmethoden heute grundsätzlich von jedermann im täglichen Leben, auch bei euch im Westen, mit Erfolg angewendet werden. Viele seit langem bekannte Techniken wie Visualisierung, Hypnose, meditativ veränderbare Bewußtseinszustände, Streßabbauprogramme u. v. a. werden im Schamanismus schon seit Jahrhunderten angewandt.«

Heilung durch Licht

»Besondere Bedeutung haben bei meinem Volk jedoch auch sogenannte »Kraftträger«, von denen, um nur ein Beispiel zu nennen, der Quarzkristall eine einzigartige Bedeutung hat. Dieser wird als eine Art Hilfsgeist angesehen. Er ist in gewissem Sinne erstarrtes, reines Licht und hat daher etwas mit Erleuchtung und Sehen zu tun.
Bei den Wiradjeri gibt es ein Phänomen, das der Vorstellung vom dritten Auge ähnelt. So wurde Schamanen in der Ausbildung ein Stück Quarz in ihre Stirn »gesungen«, damit sie fähig würden, direkt in die Dinge hineinzusehen. Bei anderen Stämmen wurden häufig sogar auch Quarzkristalle in die Haut von Auszubildenden gedrückt oder gekratzt oder über den Körper gerieben, um ihnen Kraft zu geben. Vielfach wurden auch Quarze in Wasser gelegt, welches dann später getrunken wurde, um besser »hellsehen« zu können.
Schamanen verwenden Quarzkristalle auch häufig bei der Heilung, indem sie Patienten damit einreiben, damit das Böse vom »Licht« aufgenommen und fortgetragen wird.«

Der Schamane und seine soziale Funktion

»Die Person des australischen Medizinmannes ist der Schlüssel zum Verständnis der traditionellen Medizin der Aborigines. Er stellt letztlich die Verkörperung des Systems von Medizin, Gesetz und Mystik dar,

welches das Leben der Eingeborenen bestimmt. Seine Tätigkeit ist nicht allein auf die Ausübung der Heilkunde beschränkt, vielmehr ist er auch oberster Hüter der Stammesgesetze und Bräuche. Er ist Bewahrer der sozialen Ordnung und gleichzeitig Kontaktperson zur Geisterwelt.
In der heutigen Zeit kommt noch eine neue Bedeutung hinzu, nämlich die des Mittlers zwischen westlicher Medizin auf der einen und den eingeborenen Patienten auf der anderen Seite.
Zudem dient er heute als Symbol einer eigenständigen Aborigines-Kultur, die man aus staatlicher Sicht fördern und erhalten möchte. Man hat eingesehen, daß viele traditionelle Heilmethoden über eine erstaunliche Potenz verfügen, die zu ignorieren fatal wäre, und ist bemüht, eine Brücke zu schlagen. In der Realität ist daraus vielerorts bereits eine Synthese, ein sich ergänzendes Nebeneinander mit vielen Verzahnungen geworden. Beiderseitiges Verständnis, Toleranz und Offenheit haben den Grundstein für eine neue, ganzheitliche Medizin gelegt, in der sich beide Ansätze ergänzen.«
Natürlich gibt es auch viele traditionelle Heilmethoden, die sich auf den ersten Blick zwar interessant anhören, die jedoch in der heutigen Zeit nicht mehr angewandt werden sollten. Sie wurden zwar wegen ihrer Wirksamkeit über Generationen weitergegeben, jedoch sollte dies nicht darüber hinwegtäuschen, daß sie aus einer Not heraus geboren wurden, der wir zu einer Zeit, in der eine Aspirintablette nur noch wenige Pfennige kostet, nicht mehr unterliegen.

Reinigende Rituale

Da gab es zum Beispiel die Anwendung von Qualmfeuer zur Austreibung von Entzündungen. Bei schweren Entzündungen, insbesondere bei Lungenentzündung, kommt eine besondere Form eines reinigenden bzw. geistaustreibenden Rituals zur Anwendung.
In 1-2 Meter Höhe wird ein Hochlager aus starken Holzästen errichtet. Darauf wird der Patient gelegt und anschließend unter ihm mit besonderen Blättern ein kleines Qualmfeuer entfacht. Nach Auffassung der Aborigines macht es der Qualm dem Krankheitsgeist so ungemütlich, daß dieser aus dem Mund entweicht. Begleitet wird diese Form der Ausdünstung durch Gesänge des Schamanen und der Familienangehörigen. Später wird dem Patienten in Getränk aus zermalenen

Ameisen eingeflößt. Zum Abschluß erfolgt – falls möglich – ein Bad in einem Wasserloch.
Das Räuchern kranker Personen ist eine besondere From der Zeremonie bei der nur spirituell bedeutsame Pflanzen für das Feuer verwendet werden. Als positiver Nebeneffekt werden Insekten vertrieben, Wunden bis zu einem gewissen Grad desinfiziert, und schließlich treibt die Erwärmung das Fieber und stärkt dadurch den Selbstheilungsprozeß.
Auch das Arbeiten mit dem Glutholz würde uns erschaudern lassen. Gegen Zahnschmerzen hält man einen glühenden Ast an den schmerzenden Zahn, um den Schmerz auszubrennen ...

Tiere als Arznei

Tiere waren für die Aborigines früher wichtig, sind aber heutzutage als Arzneimittel größtenteils vergessen. Die Beschreibungen von Tieren und deren therapeutische Anwendung sind überaus rar. Trotzdem will ich im weiteren noch einige interessante Anwendungen aufführen, rate aber nicht zur Selbstanwendung. Gerade speziell zubereitete Insekten dienten als Heilmittel gegen verschiedene Krankheiten.

Der Kakerlak – ein Heilmittel

Besonders Kakerlaken wurden von den Aborigines gerne verwendet. Ihre Wirkung ist antiseptisch und betäubend zugleich. Das ganze Insekt wird über einem Feuer erhitzt und die Flüssigkeit aus dem Bauchraum auf schmerzende Quallen-, Rochen-, und Fischstiche, Schlangenbisse und tiefe Schnittwunden gegeben. Ein sofortiges Betäubungsgefühl tritt an der behandelten Stelle auf. Schmerzen werden so innerhalb einer Stunde gelindert. Der Einfachheit halber wird manchmal auch das »rohe« Insekt zerdrückt und auf die betroffene Stelle gerieben.

Heilen mit der Buschameise

Auch die Buschameise (Oecophylla smaragdina – Green Tree Ant) hat eine antiseptische und schleimlösende Wirkung. Um Husten zu lin-

dern und Schleim in den Lungen zu lösen, werden die Ameisen in der Hand zerdrückt und mit Wasser getrunken. In höheren Dosen führt diese Anwendung zu Erbrechen (z. B. gegen Vergiftung). Zerdrückte Ameisen werden über Hautreizungen, Krätze und Geschwüre gerieben oder gegen Zahnschmerzen und wundem Mund auf die betroffene Stelle gedrückt.
Das Nest wird in kaltem Wasser eingeweicht und ausgedrückt. Die entstehende milchige Flüssigkeit wird gegen Erkältungen oder Magen/Darmbeschwerden getrunken und als Mundspülung bei wundem Gaumen benutzt.

Motten lindern Verbrennungen

Motten (Xyleutes-Spezies, Witchety Grub) fördern nach Beobachtung der Aborigines die Heilung von tiefem Gewebe, verhindern den Verlust von Gewebeflüssigkeit und schützen Wunden vor Luft und äußeren Reizungen.
Die Larven werden zerklopft, in einer dicken Schicht auf schwere Verbrennungen aufgetragen und mit einem Verband abgedeckt. Tiefe Wunden werden mit den zerdrückten Larven gefüllt und ebenfalls abgedeckt. Diese Prozedur wird täglich oder alle zwei Tage wiederholt. Sogar bei schweren Gewebeschäden verwächst die Wunde, oft ohne große Narben zu hinterlassen. Zerdrückt und über den Körper geschmiert, sollen sie Kopfschmerzen lindern und Augen heilen.

Weitere heilende Tiere

Der Teil von einheimischen Bienenstöcken (Trigona hockingsi), in denen die Brut liegt, wird gegen Durchfall gegessen, ebenso der Lehm von Termitenhügeln – er soll einen schützenden Film über die Darmwände ziehen.
Nässende Geschwüre wurden mit Eulenöl eingerieben und sollten so schneller abtrocknen.
Ameisennester wurden erhitzt, bis sie schwarz waren, zu Puder gemahlen und mit etwas Flüssigkeit gegen Durchfall eingenommen. Außerdem sollen sie bei stillenden Müttern die Milchproduktion fördern. Die Eier und Larven der Ameisen wurden als heilende Salbe aufgetragen.

Die Innereien von den später in Australien eingeführten Kaninchen wurden über Eukalyptus-Holz gebacken und gegen Erkältung gegessen.
Selbst Seeanemonen fanden Anwendung in der Medizin: Der »Patient« mit einem geschwollenen Geschwür geht auf eine Sandbank, um während der Ebbe eine Seeanemone zu suchen. Falls er erfolgreich ist, preßt er das Geschwür direkt in das Innere der Anemone. Die Tentakel der Anemone kontrahieren sich dadurch und verursachen damit einen Sog. Die betroffene Stelle soll für einige Zeit dort gehalten werden. Sobald das Geschwür dem Griff der Anemone entzogen wird, wird das äußere Geschwulst entfernt sein und blutendes offenes Fleisch zurückbleiben, das bald überheilen wird.
Die ölige Soße, die man erhält, wenn man die Leber von jungen Rochen kocht, wurde als Abführmittel bei Verstopfung getrunken.
Bei Gelenkschmerzen wurde die Haut von frischen Aalen mit der Innenseite zur Haut hin um das Gelenk gewickelt.
Fischöl wurde in die Haut eingerieben, um sich warm zu halten und Moskitos abzuwehren.
Ähnlich einer Gittergaze werden Wunden mit Spinnwebengittern belegt.Darüber kommen große frische Gummibaumblätter, die dann mit einer Schnur befestigt werden.

Vom Aussterben bedroht ...

Leider wird auch das Dugong, ein Meeressäugetier, das dem Seehund sehr ähnlich ist und in den wärmeren nördlichen Gewässern lebt, als Heilmittel und für kosmetische Zwecke benutzt. Schwache Menschen, und solche, die an Tuberkulose leiden, sollen von dem Fleisch für eine geraume Zeit leben und sich mit dem Öl einreiben, um wieder gesund und stark zu werden. Dugongöl soll eine wirksame Medizin gegen Lungenerkrankungen, inklusive Tuberkulose sein. Heutzutage wird das Öl bei einigen Stämmen zusammen mit Schildkrötenöl als Reiniger und Feuchtigkeitsspender für Haar und Haut benutzt.

Heilende Körpersäfte

Dem Blut von Mensch und Tier wird bei den Aborigines durch alle Generationen eine besondere Lebenskraft spendende Eigenschaft

zugeschrieben. So wird das Blut von jungen kräftigen Männern oft den Kranken als Kräftigungtrunk gereicht.
Todkranke wurden mit dem Blut ihrer Verwandten gesalbt. Dabei erhielten Männer Vaginalblut der Frauen, mit denen sie in engen Verhältnis standen, während Frauen mit dem Blut das man den Bescheidnungswunden junger Männer entnahm, eingerieben wurden .
Als spezieller »Zaubertrank« galt ein Gemisch aus Blut und dem abgeschabten Staub der persönlichen steinernen Tjurunga, welcher zuvor in Wasser aufgeschwemmt wurde.
Offene Wunden werden bei Wassermangel zuerst mit Urin gereinigt, bevor Heilblätter aufgelegt werden.
Augen-und Ohrenentzündungen werden mit einer Mischung aus Kräutern und Muttermilch behandelt.

Salben und Öle aus Tierfett

Tiere dienen den Aborigines eher als wichtiges Nahrungsmittel als zum medizinischen Gebrauch, jedoch wird das Fett vieler Tiere auch als Salben oder Heilöl benutzt. Besonders dabei hervorzuheben sind das Öl von Emus und Goannas (einer Iguanaart). Es wird allgemein als Salbe gegen Verbrennungen und Wunden. aber auch gegen trockene Hautekzeme eingesetzt.
Goanna-Öl ist besonders fein und dringt schnell in die Haut ein. Vor allem gegen Kopfschmerzen, Verspannungen, müde und steife Gelenke, aber auch bei Knochenbrüchen soll es schnellere Heilung bringen. Ebenso ist Emu-Öl eine universelle Heilsalbe gegen alle möglichen Beschwerden und soll bei Rheuma und Lähmung oder große Ermüdung Wunder wirken, da es leicht anregende Eigenschaften hat. Kränkliche, schwache Kinder werden am ganzen Körper mit diesem Öl eingerieben. Nachdem auch die kolonialen Siedler dieses Öl für sich entdeckt hatten, wurden Emus fast bis zur Ausrottung gejagt. Um die Nachfrage decken zu können, werden sie heute gezüchtet.

Heilerden

Ocker und weißer Tonsstaub werden seit allen Zeiten wegen ihrer reizmildernden Wirkung insbesondere bei Entzündungen des Magens oder bei Durchfall eingesetzt.

Nur allzu häufig bemalen die Aborigines auch bei Krankheiten ihren Körper mit Ocker. Dies erzeugt zum einen ein heilbares Schwitzen, gleichzeitig kommt es durch die reizmildernde Wirkung zu einer schnelleren und sauberen Wundheilung.
Darüber hinaus hat das Ocker eine wichtige spirituelle Bedeutung. Wenn während des Bemalens mit Ocker gesungen wird, so reinigt dies in vielfältiger Weise den Körper. (siehe Rituale). Diese psychologische Wirkung des Ockers verstärkt darüber hinaus den Heilungsprozeß.
Bei kleineren Wunden verwendet man auch Sand aus einem ausgetrocknetem Bach, indem man ihn wie Heilerde auf die Wunden legt.
Aber nicht nur Tierfette, sondern auch das Fett von Verstorbenen wurde gewonnen, mit rotem Ockerlehm vermischt und in die Haut eingerieben. Dieses sollte Krieger stark machen und wirkt vor allem symbolisch.

Auswahl und Ausbildung eines Schamanen

»Doch zurück zu den traditionellen kultischen und gesellschaftlichen Aufgaben des Medizinmannes. Sie erwachsen weitestgehend aus seinen übernatürlichen Fähigkeiten, deren Grundlagen ihm in die Wiege gelegt worden sind, die er während seiner Entwicklung jedoch geschult und trainiert hat. Hat ein Medizinmann keine direkten Nachkommen, so sucht er manchmal zusammen mit dem Rat der Ältesten aus den Kindern des Stammes eines aus, welches durch eine hohe Inspirations- und Intuitionsgabe beim Spielen auffällt. Diese besondere intuitive Gabe wird dann von dem Schamanen gezielt gefördert, indem er den Jungen in seine Lehre nimmt und ihn nach und nach in seine geheimen Künste einweiht.
Oft gibt es auch junge Männer, denen im Traum besondere Talente ihrer Vorfahren offenbart werden. Sie verspüren dann den unwiderstehlichen Drang, diese Talente zum Wohle des Stammes weiterzuentwickeln. Bestätigt der Medizinmann diesen »Ruf« aus der Geisterwelt, wird der Betreffende eingeweiht, und wenn er sich würdig erweist, kann er sich in die Schulung des Medizinmannes begeben.

Neben besonderen geistigen und intuitiven Fähigkeiten sollte sich der Aspirant früh durch magische Eigenschaften auszeichnen. Dazu gehören besondere seherische Kräfte, um mit Geistern reden oder in das Körperinnere eines Menschen sehen zu können. Auch Telepathie, Kenntnis entfernter Ereignisse und Todesvoraussagen formen das übernatürliche Erscheinungsbild des Medizinmannes und umhüllen ihn mit einer Aura der Macht. Selbst Regenmachen, Unsichtbarkeit, Schweben, Ortswechsel o.ä. magische »Kunststücke« werden von den Aborigines nicht unbedingt als Zauberei betrachtet. Vielmehr ist es der Geist des Medizinmanns, der diese Taten eben natürlicherweise vollbringen kann, denn für ihn ist schließlich nichts unmöglich.«

Hüter der sozialen Ordnung

»Der Schamane erfüllt wie gesagt Aufgaben, die über die heilkundlichen und kultischen Bereiche hinausgehen. Soziale Funktionen, wie das Hüten der sozialen Ordnung und der gemeinschaftlichen Stammesinteressen, stehen dabei im Mittelpunkt. Seine Aussagen haben großen Einfluß auf das Gesamtverhalten seines Klans, wodurch ihm eine große gesellschaftliche Verantwortung zukommt. Diese vereinigt sich mit seiner Tätigkeit als Heiler und Magier und überschneidet sich in vielen Fällen insbesondere dann mit ihr, wenn der soziale Frieden innerhalb der Gemeinschaft gestört ist und dieses Ungleichgewicht in Form von Krankheiten bei einzelnen Stammesmitgliedern sichtbar wird. Der Schamane ist damit Deuter von Krankheiten und gleichzeitig Richter des Stammesfriedens. Mal interpretiert er Krankheiten vom medizinischen Standpunkt aus, mal in Beziehung zu Recht und Ordnung. In jedem Fall bedient er sich der Interpretation der Krankheit als Mittel zum Zweck, um sozialen Frieden und Gleichklang innerhalb der Gruppe zu bewahren oder zu erreichen. Demnach sind Krankheiten eng mit sozialen Gesetzmäßigkeiten und Gegebenheiten sowie den sich daraus ergebenden Verpflichtungen verknüpft.
So ist der Schamane als Vertreter der herrschenden Gesellschaftsordnung bestrebt, bei seinem Patienten eine Verhaltensänderung zu erreichen. Meistens geht es für den Patienten darum, sich um seiner Gesundheit willen der Gruppe anzupassen und sich praktisch wie emotional wieder zu integrieren. Das Bewußtmachen der Krankheitsursa-

chen und das Erkennen der damit verbundenen gesundheitlichen Bedrohung soll den Patienten in einer Art »Psychotherapie« motivieren, im Sinne des Miteinanders und Füreinanders seine Rolle als wichtiges tragendes Glied in der Gemeinschaft anzunehmen und dementsprechend sein Verhalten zu ändern. So wird eine Heilwerdung zunächst des Individuums und infolgedessen der gesamten Gruppe erreicht. Damit ist das Gleichgewicht wieder hergestellt.

Besondere Kenntnisse hinsichtlich der verwandtschaftlichen Verknüpfungen sind bei der Arbeit des Schamanen von großer Wichtigkeit. Daher muß der Schamane gut in die Gruppe integriert sein und sehr an deren Bestehen und Funktionieren interessiert sein. Durch Beobachten lernt er in besonderem Maße das Verhalten seiner Stammesmitglieder zu verstehen und zu interpretieren. So ist er auch Berater in familiären Zwistigkeiten und Helfer, wenn es darum geht, gerechte Problemlösungen zu finden.

Er wird auch hinzugezogen, wenn die Echtheit einer Offenbarung im Traum oder einer bösen Vorahnung im entsprechenden Zusammenhang geprüft und interpretiert werden soll. Er setzt in allen Lebenslagen seine Weisheit, sein Wissen und seine Erfahrung zum Wohlergehen des Stammes ein.

Auch erläßt er für die Gefährten Verbote, die Unglück und Krankheiten verhindern sollen, genauso wie die Verletzung dieser Gebote ihrerseits zur Erklärung solcher Erfahrungen dienen. Diese Gebote wie auch Beschuldigungen und Urteile, die er fällt werden allgemein anerkannt. In unruhigen Zeiten, bei Krisen und Verwirrungen, die im Verdacht stehen, durch Zauberei verursacht zu sein, werden seine Künste in höchstem Maße gefordert.

Daneben übt er eine besondere Funktion im Umgang mit den Naturgewalten aus. Durch seine genauen Kenntnisse über die Vorgänge in der Natur kann er Naturereignisse vorhersagen und deuten, ebenso wird er zu Rate gezogen, wenn Dürreperioden oder Nahrungsmangel vorherrschen.

Nicht zuletzt ist der Schamane ein Bollwerk nicht nur gegen übernatürliche fremde Einflüsse, sondern auch gegen fremde Eindringlinge, die den sozialen Frieden zu stören versuchen.«

Die Persönlichkeit des Schamanen

»Es wäre jedoch naiv zu glauben, jeder australische Schamane sei ein durch und durch von selbstloser Liebe und globalem Mitgefühl durchstrahltes, vorbildhaftes Wesen. Wie in allen Religionen kann man zwei Persönlichkeitstypen unterscheiden: Zum einen den glücklicherweise recht selten gewordenen mystischen, eher soziopathischen, gesellschaftsschädigenden Typ, der eine nach innen gerichtete Wesensart hat und in einer Art bewußtseinsspaltender Trance eine enge Beziehung zur Geisterwelt aufrechterhält. Er ist vielfach realitätsfremd und von unnatürlichem Fanatismus geleitet. Er hat ein manipulierendes und berechnendes Wesen, das auf Macht und persönlichen Gewinn ausgerichtet ist.

Im Gegensatz dazu steht der altruistische Typ, um den es in diesem Buch geht. Er ist in der Regel ein gewitzter, weiser und wachsamer Mann, der sich in erster Linie mit den Zielen der Gesellschaft identifiziert und sich der Anpassung ihrer Mitglieder widmet.«

Der lachende Hans hatte aufgehört zu lachen. Erschöpft lehnte er sich zurück und seine Stimme klang fast bittend, als er fragte, ob unser Wissensdurst nun gestillt sei.

Wir bedankten uns mit einem vorzüglichen gemeinsamen Abendessen und begaben uns auf den Heimweg.

Man kann neue Welten erst entdecken,
nachdem man den Mut faßte,
auf die Sicht des Ufers zu verzichten.
ANON

Das Geheimnis der Schamanen

Das Wichtigste ist nicht, viel zu denken, sondern viel zu lieben und deshalb so zu handeln, daß die Liebe angeregt wird. TERESA VON AVILA

Einige Tage nach unserem Treffen mit dem »lachenden Hans« suchte ich Guboo nochmals auf. Seine ungewöhnliche Ausstrahlung, seine Liebe zu den Menschen und sein ungeheures Wissen um die Zusammenhänge zwischen Natur und Kosmos hatten mich so sehr fasziniert, daß ich mehr Zeit bei ihm verbringen wollte, um von ihm und seiner Frau Ann noch einiges über Heilung zu lernen. Beide berichteten über einige Grundregeln, die man für einen tiefgreifenden Heilerfolg unbedingt beachten sollte. Auch wenn sie zunächst sehr banal und allgemein bekannt erscheinen sollten, so war für mich die Art und Weise, wie die beiden sich ausdrückten, das Faszinierendste.

Schamanische Trance

»Grundcharakteristikum der Kunst des Schamanen, Medizinmanns oder Zauberers«, begann Guboo, »ist die willentlich erzeugte Trance, durch die er bei einer sogenannten Seelenreise visionäre Kontakte zur Welt der Geister und Götter aufnimmt, um sich von ihnen Hilfe zu erbitten. Schamanische Reisen können für vielerlei Zwecke unternommen werden. Reisen für Heilungen, für das Einholen von Ratschlägen, für das Treffen von Entscheidungen oder für die Lebensplanung.
Der Schwerpunkt der Reisen liegt in der Regel jedoch auf der spirituellen Entwicklung, der Erleuchtung und dem Streben nach Weisheit. Anders ausgedrückt könnte man auch sagen, daß wir reisen, um das geistige Universum zu erkunden, seine inneren Mechanismen kennenzulernen und uns selbst in Einklang mit dem Strom des Lebens zu brin-

gen. Wir möchten mehr über die metaphysischen Gesetze und Muster lernen, die dem Kosmos zugrundeliegen, und wir möchten Wege dafür kennenlernen, wie wir anderen und dem Planeten als Ganzem dienen können.

Durch den oben beschriebenen Trancezustand ist es dem Medizinmann, aber auch dem Heilsuchenden möglich, in eine nicht alltägliche Wirklichkeit zu reisen, um dort zu neuem Bewußtsein und zu heilbringenden Erkenntnissen zu gelangen und um Wissen, Kraft und Gesundheit für andere zu erhalten. In dieser Trance verläßt die Seele den Körper, um in eine andere Dimension hineinzugehen und dort Kraft zu finden oder eine verlorengegangene Seele zurückzuholen.

In diesem schamanischen Bewußtseinszustand gelangt der Schamane in Ehrfurcht einflößende, atemberaubend schöne, geheimnisvolle Welten, die er wie Träume, aber zugleich wach als real empfindet. Er erhält Zugang zur Unbegrenztheit des Universums mit all seinen Geheimnissen und den Informationen über die Bedeutung seines eigenen Lebens und Todes sowie seinen Platz innerhalb der Gesamtheit aller Existenz. Während seiner Abenteuer in diesem Zustand, behält er vollständig bewußte Kontrolle über die Richtung seiner Reisen, weiß aber zuvor nie, was genau er entdecken wird. Schließlich bringt er seine Entdeckungen zurück, um sein Wissen zu erweitern und anderen zu helfen.

Diese schamanische Reise, meist in die sogenannte Unterwelt, ist eine der wichtigsten Aufgaben eines Schamanen. Um sie durchzuführen, bedient sich der Schamane während einer durch Trommeln oder Klanghölzer geleiteten Trance eines imaginären Lochs (Quelle, Höhle, Erdloch eines Tieres, offener Baumstumpf o.ä.) als Tor zur Unterwelt. Nach dem Betreten des Eingangs erfolgt die Reise hinab durch einen langen, dunklen Tunnel, an dessen Ende sich plötzlich eine strahlende, wundervolle Landschaft eröffnet.

Die Verbundenheit zwischen dem Menschen und der Tierwelt ist eine der Grundlagen des Schamanismus. Um an der Kraft jener anderen Welt teilzuhaben, braucht der Schamane während seiner Reise einen Hüter bzw. einen Schutzgeist in Form eines Tieres. Dieses sogenannte Krafttier erscheint in der Trance plötzlich von selbst. Es wird bei jeder Reise immer wieder die gleiche Form und Gestalt haben, den Reisenden begleiten und ihm Kraft und Wissen schenken. In Anlehnung an dieses

für jeden unterschiedliche Krafttier sind die Tänze der Schamanen bereits im Vorfeld der Versuch, mit dem Schutzgeisttier zu verschmelzen und eins zu werden. So ahmen die Schamanen im Trancezustand nicht nur die Bewegungen ihrer Schutzgeisttiere nach, sondern auch deren Stimmen, wie z.B. das Brüllen des Bären.
Ein Krafttier oder Schutzgeist vergrößert so nicht nur die eigene physische Energie und die Fähigkeit, einer Krankheit Paroli zu bieten, sondern es vergrößert auch die eigene mentale Beweglichkeit und das Selbstvertrauen.«

Voraussetzungen für den Heilerfolg

»Die schamanische Reise ist bei unseren Schamanen tägliche Praxis«, fügte Ann hinzu. »Daneben sind jedoch noch ganz andere Voraussetzungen für den Heilerfolg von allergrößter Wichtigkeit«, fuhr Guboo fort. »Der Patient muß zunächst einmal den Willen haben, gesund zu werden. Dies ist gar nicht so selbstverständlich, wie man vielleicht glauben mag. Es gibt viele Menschen, die ihre Krankheit unbewußt als verdiente Strafe betrachten, oder ihre Krankheit benutzen, um damit andere zu manipulieren und Druck auszuüben. Diese Menschen wollen gar nicht wirklich gesund werden, weil sie sich mit ihrer Krankheit wohl fühlen und so um Aufmerksamkeit, Zuneigung und Liebe buhlen.
Natürlich muß sich der Heiler genauste Kenntnisse über seinen Patienten einholen und ihn über sein Leben befragen, um so Verstöße gegen Naturgesetze und damit die Ursache der Krankheit aufzudecken.
Der Heiler selbst sollte möglichst in sich ruhen und Liebe für sich und seinen Patienten empfinden. Er muß seinen eigenen Frieden bereits gefunden haben, bevor er versucht, diesen Frieden auf seinen Patienten zu übertragen. Hat er ihn, strahlt dieser bereits auf den Patienten in heilender Weise aus. Je mehr der Heiler aus fester Überzeugung eine Heilung selbst für möglich hält, um so mehr überträgt sich diese positive Erwartungshaltung auf den Patienten. Dadurch erscheint die Krankheit auch für den Patienten beherrschbar, was wiederum die Bereitschaft weckt, alles nur Mögliche zur Heilwerdung zu tun. Durch die Erkenntnis, Macht über die Krankheit erlangen zu können, und

durch die wachsende Einsicht in ursächlich verantwortliche Zusammenhänge wird der Patient sich schließlich selbstbewußt seiner Krankheit entledigen.
Sehr vorteilhaft für den Heilerfolg ist, wenn der Heiler die Fähigkeit hat, sich vor der Behandlung zu reinigen und sich innerlich vollkommen leer und aufnahmebereit zu machen, damit seine Intuition frei und unbeeinflußt erkennen kann, woran der Patient erkrankt ist und wodurch der persönliche Schicksalsweg plötzlich blockiert ist.
Man weiß heute, daß Ausbildung und Wissen des Heilers in geringerem Zusammenhang mit seinen Therapieerfolgen steht, als man bisher angenommen hat. Vielmehr sind emotionale Komponenten wie Mitgefühl, Verständnis, menschliche Zuwendung und Wärme maßgeblich für einen langfristigen Therapieerfolg verantwortlich.«

Beziehung zwischen Heiler und Patient

»Der gute Heiler zeichnet sich auch bei unserem Volk durch aufrichtiges Mitgefühl dem Patienten gegenüber aus. Seine Anteilnahme und Sorge um dessen Wohlergehen sind sehr wichtig für den Heilerfolg. Er wird daher immer vom Wunsch geleitet sein, den Patienten von seinen Sorgen und Nöten zu befreien. Die Aufmerksamkeit und Liebe des Heilers schafft ein besonderes Band zwischen beiden und erhebt so auch eine einfache Behandlungsmethode zur wahren Heilkunst. Ohne diese menschlichen Emotionen gibt es nur rationale Technologie, die zwar interessant ist, jedoch nicht zu einer tiefen Heilung führen kann. Damit ist nicht nur das Fehlen von Symptomen gemeint, sondern vielmehr ein Prozeß einer inneren Heilwerdung, die Wiederherstellung der verlorengegangenen Einheit zwischen Natur, Mensch und Schöpferkraft.
Durch die Liebe zu seinem Patienten zeigt der Heiler diesem, daß er liebenswert ist. So füllt er ein vorhandenes Liebesdefizit in der Trance oder der Meditation auf. Durch die Erneuerung der meist verlorengegangenen Erfahrung, geliebt zu werden, soll der Patient schließlich lernen, die Liebe zu sich selbst eigenständig wieder zu entwickeln. Dieses Entdecken der Liebe zu sich selbst ist ein langsamer Prozeß, vergleichbar mit dem Wachsen und Gedeihen eines Samenkorns oder einer Blume, die zu blühen beginnt. Am Ende, wenn die Knospe voll entfaltet ist, blüht die Blume in voll erwachter Schönheit. Man muß mit sich selbst

anfangen, die Liebe zu sich und zur Natur und damit zur Schöpfung wiederzuentdecken und damit neu zu entfalten. Dann wird man erkennen, daß die Liebe der Schlüssel zum Leben und zu dauerhafter Gesundheit und Schönheit ist, daß sie der Grund und die Ursache der Schöpfung ist.
Damit ist letztlich die verlorengegangene Einheit wiederhergestellt und zuvor ausgegrenzte, ungeliebte Seelenanteile sind wieder in das natürliche Ganze zurückgekehrt.« Guboo schwieg einen Augenblick. »Dann ist da noch etwas. Es ist die Kraft, die besonders dann wirken kann, wenn sich der Mensch aus der sozialen Gemeinschaft löst, um für einen begrenzten Zeitraum in die Einsamkeit zu gehen.«

Man muß die Wüste durchqueren und in ihr verweilen, um die Gnade Gottes zu empfangen. Dort treibt man alles aus sich heraus, was nicht Gott ist. Die Seele braucht diese Stille, diese Sammlung, dieses Vergessen alles Geschaffenen.
GRAF DÜRKHEIM

Heilung durch Stille

»Ähnlich dem Verhalten vieler Tiere, die sich bei Krankheit aus der sozialen Gemeinschaft lösen, um in der Einsamkeit die Wunden zu lecken und neue Kräfte zu sammeln, hat der heilende Effekt der Stille und Einsamkeit in der Zurückgezogenheit der Natur bei unserem Volk einen sehr hohen Stellenwert. Zeit der Stille und Besinnung, die es ermöglicht, stehen zu bleiben, um die Seele baumeln zu lassen und mit ihr wieder bewußt in Kontakt zu treten. Nur in Phasen der Abgeschiedenheit und Ruhe ist es möglich, die Verbindung zur Natur und zu den Anfängen, zur Traumzeit wiederherzustellen. Die wahre, tiefe Freude des Herzens und die vollkommene Gemütsruhe ist besonders in der Einsamkeit zu finden. Dazu haben sich auch eure Philosophen schon zu allen Zeiten bekannt«

Je länger ich fragend still bin, horche und lausche, um so klarer wird die Erkenntnis meines Selbst, das sich in solchen Momenten offenbart. All dies Sein um mich herum ruft nach etwas, das tiefer ist als der Quellgrund der Quelle, als die Wurzel des Baumes.

An diese Quelle allen Seins stoßen wir, wenn wir nach innen lauschen und dort schließlich die Sprache der Dinge verstehen, die uns unsere Einheit mit Gott und dem Universum erkennen lassen.
Das Hören wird damit zum Zuhören. So lauschen wir voller Erkenntnisdrang der Stimme allen Seins, der Stimme der Natur und damit Gottes, die uns den Weg zu unserem (Seelen-)Heil weist.

Leben im Jetzt

»Wieder gönnte sich Guboo einen Moment Pause, um Luft zu holen. »Ich bin der festen Überzeugung«, so fuhr er fort, »daß jeder einzelne Mensch von Natur aus in der Lage ist, sich in der Einsamkeit und Verbundenheit mit der Natur, aus eigener natürlicher Kraft heraus von jeder Krankheit, sofern diese im Körper nicht schon überhand gewonnen hat, zu befreien. Voraussetzung ist jedoch, daß er sich zuvor aus seinem krankmachenden Umfeld löst und die Vergangenheit hinter sich läßt, um nun endlich dort zu leben, wo das Leben stattfindet, im Jetzt. Dies ist gerade in einer Gesellschaft, die überrollt wird von krankheitsauslösenden psychosozialen Faktoren, von ganz besonderer Bedeutung. Eigentlich sollte man bei jeder lebensbedrohlichen Krankheit über einen Ausstieg aus dem bisherigen bzw. einen Einstieg in ein neues Leben nachdenken.« Ich merkte, daß Guboo müde geworden war, und so beschloß ich, die beiden alleine zu lassen.

Ich bin jetzt ein alter Mann und habe eine ganze Menge Ärger in meinem Leben durchgemacht, der meiste davon allerdings hat sich niemals ereignet.
MARK TWAIN

Im Einklang mit der Natur

Auf der Fahrt nach Hause mußte ich an das denken, was ich zuvor über die Aborigines gelesen hatte: Die Aborigines leben wie kaum ein anderes Naturvolk der Erde in engster Verbindung mit der Natur und ihren Gesetzen. Ohne diese enge symbiotische Beziehung wäre ein Überleben in der Wildnis des trockenen Outback unmöglich. Sie sehen sich als festen Bestandteil der Natur und respektieren diese als Teil von sich selbst. Dementsprechend ehrfürchtig und respektvoll gehen sie mit ihr um. Sie wissen, daß sie sich das, was sie der Natur antun, gleichzeitig selbst zufügen.

Die Aborigines sind seit Jahrtausenden eins geworden mit der Lebendigkeit der Natur und ihren Geheimnissen. Sie wissen seit jeher um die Gewohnheiten und Verhaltensweisen der Tiere, die sie fangen wollen, genauso, wie um die Vögel, die sie aufmerksam beobachten, oder um die Eigenheiten des Wetters, der Winde, Stürme und Wolken. Alles hat eine Deutung, im Großen wie im Kleinen. Demütig und voller Respekt gegenüber allem, was sie umgibt, fühlen sie sich selbst als kleines, selbstverständliches und völlig unbedeutendes Puzzlestück inmitten der Gemeinschaft alles Lebendigen.

Dies äußert sich in Dankbarkeit und Respekt gegenüber der Schlange, die den Weg der Gruppe kreuzt, um sich als Nahrung zur Verfügung zu stellen, oder in einem Tanz zu Ehren des Stammesältesten, in einem Lied der Dankbarkeit für den sich nahenden Regen, in einem Gruß der Freude an die Schönheit einer Blume am Wegesrand, in einem Gebet der Dankbarkeit an die Sonne, die die Haut wärmt, oder an den Mond, der nachts den Weg erhellt.

Diese Art der Lebenseinstellung bezieht sich auf die Vorstellung, daß alles auf der Welt durch eine Seele bzw. einen Geist verbunden ist, der unabhängig von irgendeiner materiellen Form existiert. Es ist das Bewußtsein einer spirituellen, alles umfassenden Präsenz, die gleich einem Naturgesetz für Ausgleich sorgt, um ein Gleichgewicht auf dieser Erde zu erhalten. Je stabiler das Gleichgewicht, um so größer ist die Harmonie zwischen allen Lebewesen. Betrachtet man die Mutter Erde als einen riesigen, lebenden Organismus, der in zunehmenden Maße mit »Befindlichkeitsstörungen« in Form von Natur- und Klimakatastrophen immer gewaltigeren Ausmaßes auf sein Ungleichgewicht aufmerksam macht, so wird schnell klar, wie dringend erforderlich ein Umdenken im Umgang mit unserem Heimatplaneten ist. Erdbeben in Deutschland, Schneestürme im sonnigen Kalifornien oder in Israel, verheerende Flutkatastrophen am Mittelmeer, Dürre, Überschwemmungen und Vulkanausbrüche - sind dies bereits Symptome einer kranken Welt, die aus dem Lot geraten ist? Sind es gleichsam drohende Wolken am Horizont, Spiegelbilder einer gestörten Ordnung und Vorboten dessen, was uns erwartet, wenn nicht eine Kehrtwendung hin zu alten spirituellen Wertmaßstäben erfolgt? Was haben wir seit der Steinzeit verlernt? Was können wir nicht alles von den Aborigines lernen, um wieder zu uns selbst und unseren Wurzeln zurückzufinden! Welch immenses Wissen haben sie für uns über Jahrtausende bewahrt, um es uns jetzt kurz vor ihrem Aussterben weiterzugeben!

Der schnellste Weg zur Freiheit führt über die Wahrnehmung deiner eigenen Gefühle.
G. BELLIN

TEIL 1

Die Heilweisen

»Eure Nahrungsmittel sollen eure Heilmittel sein.« »Für die Aborigines ist dieser berühmte Satz von Paracelsus eine Selbstverständlichkeit. Die Ernährung ist die Grundlage für das Wohlergehen der Ureinwohner. Dabei spielt nicht nur die Qualität der Nahrung eine wichtige Rolle, vielmehr müssen vielerlei für das Überleben wichtige Essensregeln strikt eingehalten werden«, erklärte mir Ann, als ich sie noch einmal besuchte, um von ihr etwas über die Heilmittel und Heilmethoden zu erfahren. »Die Ernährung ist die Grundlage der Heilung«, fügte sie mit einem Ton der Überzeugung hinzu. Dann fuhr sie fort: »Die Aborigines des Outback leben seit jeher ausschließlich von dem, was die wilde Natur ihnen zur Verfügung stellt. Kultivierbare Pflanzen und Haustiere gab es bis zur Ansiedlung der Weißen auf dem australischen Kontinent nicht. So teilen wir unsere Nahrung, das sogenannte »Bushfood«, in mehrere Kategorien ein.

Da sind z. B. die Keime: Nicht weniger als 50 der 800 Akazienarten werden mehr oder weniger regelmäßig verspeist. Ihr Nährwert ist im Vergleich zu Weizen oder Reis um ein Vielfaches höher.

Früchte, zu denen auch die Buschtomate zählt, gehören zu den wichtigsten Nahrungsmitteln, insbesondere in den Wüstengebieten. Besonders die Tomate ist reich an Vitamin C und hat einen vergleichsweise hohen Proteingehalt. Wurzeln, wie z. B. Wüstenyams (Ipomoea costata), sind ebenfalls sehr nährstoffreich. Sie wachsen tief in der Erde und haben einen ähnlichen Nährwert wie Kartoffeln.

Daneben wird Fleisch eher selten verzehrt. Das Muskelfleisch wilder Tiere hat in ganz Australien einen niedrigen Fettgehalt, aber einen hohen Anteil an ungesättigten Fettsäuren.

Als Getränk dient Wasser, in das verschiedene Arten von Akazien und Wüstenbananen als Geschmacksstoffe eingetaucht werden. Daneben werden zahlreiche wasserspeichernde Pflanzen wie Kurrajong (Brachychiton gregorii) und Wüstenyams genossen. Der Nährwert der Buschpflanzen ist vergleichsweise hoch, da sie bedeutend reicher an Mineralien und Spurenelementen sind als Kulturpflanzen. Daher ist es den Aborigines in den wüstengegenden Zentralaustraliens möglich, mit relativ wenig Nahrung auszukommen.

Alle diese Nahrungsbestandteile sind reich an Nährstoffen, die zugleich unterschiedliche positive Stoffwechselreaktionen auslösen, die wiederum das Körpergleichgewicht aufrechterhalten. Die regelmäßige Aufnahme dieser reinen Naturprodukte ist daher selbstverständliche Grundlage von Gesundheit und Wohlbefinden. Sich Nahrung zuzuführen, die unnatürlich ist oder von der man weiß, daß sie für den Körper schädlich ist, wäre für die Aborigines völlig undenkbar«, versicherte mir Ann. »Die Nahrung ist etwas, das uns die Schöpferwesen gegeben haben, damit ist sie heilig. Wenn wir sie uns zuführen, erhält sie uns bei Gesundheit. Dabei ist es eben diese Schwingung der Sonnenenergie und damit des großen Geistes, der unsere Nahrungsmittel gleichzeitig zu Heilmitteln macht, wenn sie frisch geerntet und chemisch unbehandelt sind.

Wenn wir diese Energieform in reiner, natürlicher Form zu uns nehmen, lassen wir die Energie des Geistes in uns hinein, was nicht nur unseren Körper, sondern auch unseren Geist reinigt und ihn mit positiven Gedanken und Gefühlen anfüllt«, erklärte mir Ann.

Mir gefiel ihre Beschreibung der positiven Nahrungskraft, die zugleich die Gedanken und Gefühle mit Geist, d.h. mit positiver Kraft, erfüllt. Dies würde nichts anderes bedeuten als das, was schon Kneipp sagte: »Man ist, was man ißt.« Ich würde dem sogar noch hinzufügen: Man ist und denkt, was und wie man ißt.

Heilpflanzen der Aborigines

In der gesamten Schöpfung, sei es in den Tieren, in den Reptilien, den Vögeln und Fischen, Pflanzen und Bäumen, sind geheime Kräfte Gottes verborgen, die kein Mensch wissen kann, wenn sie einem nicht von Gott selber geoffenbart wurden. HILDEGARD VON BINGEN

Die folgenden detaillierten Anwendungen von Pflanzen und Tieren zur Therapie von Krankheiten waren einst allgemeines Wissen der Aborigines, vor allem aber der älteren Frauen, wie z. B. Ann oder der Mutter und Großmutter von Ted. Viele der Pflanzen werden in Ländern wie Asien und Südamerika, in denen sie ebenfalls heimisch sind, auf ähnliche Weise angewandt. Sie sind zweifellos auch heute noch sehr nützlich, vor allem im wilden Outback ist ohne das Wissen um ihre heilenden Wirkungen ein Überleben nicht möglich.

Im folgenden möchte ich die wichtigsten Heilpflanzen und ihre Anwendungsweise sowie einige traditionelle Heilverfahren beschreiben. Von einer Selbstbehandlung ohne vorherige Konsultation eines Arztes muß ich jedoch dringend abraten.

Die Informationen über die Anwendung dieser alten Aborigines-Heilmittel habe ich größtenteils aus Schriften entnommen, die ich in den Universitätsbibliotheken von Melbourne und Sydney fand, sowie von Heilern wie Ann oder anderen Heilkundigen, die ich während meiner Reise traf.

Teebaumöle – geballte Kraft der Erde Australiens

Die australischen Teebaumöle gehören zu den vielseitigsten und ältesten Heilmitteln der Aborigines. Ihre enormen Heilwirkungen sind längst unumstritten, so daß sie heute weltweit bei den verschiedensten

Krankheiten mit großem Erfolg angewendet werden. Auf Grund ihrer hervorragenden Stellung in der traditionellen Medizin der Aborigines soll an dieser Stelle auf das Teebaumöl etwas näher eingegangen werden.

Die Teebäume gehören zur Familie der Myrtengewächse oder Myrtaceen, zu denen auch die meisten Eukalyptusarten gehören.

Teebäume sind Pflanzen, die sich durch ihre ungeheure Widerstandskraft und Robustheit auszeichnen. Sie wachsen auf sehr kargen Böden und sind so vital, daß sie sogar andere Pflanzen regelrecht verdrängen, während sie selbst kaum auszurotten sind. Selbst verbrannte oder abgeholzte Teebäume schlagen sofort wieder aus, solange das Wurzelwerk noch einigermaßen intakt ist. Im feuchtwarmen tropischen und subtropischen Klima Südostasiens und Australiens haben sie im Laufe von Jahrmillionen massive Abwehrkräfte entwickelt, um sich gegen Pilze, Bakterien, Viren und Parasiten zu wehren. Diese enorme Widerstandskraft steckt hochkonzentriert in den ätherischen Teebaumölen.

Unter den vielen Myrtaceen erweisen sich jedoch vor allem Öle von fünf Teebaumarten als besonders potent. Es sind die Melaleuca-Arten Cajeput, Niaouli und Tea Tree sowie die Leptospermum-Arten Manuka und Kanuka. Die Ureinwohner erkannten schon vor Jahrtausenden die hohe Wirksamkeit dieser Öle bei den unterschiedlichsten Erkrankungen.

Es sind insbesondere die antiviralen, antimykotischen und antibakteriellen Eigenschaften, die diese Öle auszeichnen. Dazu kommen jedoch hautregenerierende, zellreparierende, entzündungshemmende und immunstärkende Wirkungen.

Teebaumöle werden, wie andere ätherische Öle auch, durch Wasserdampfdestillation gewonnen. In einem Destilliergerät erhitzt man Zweige und Blätter in kochendem Wasser und löst so die Öltröpfchen aus dem Pflanzenmaterial. Der aufsteigende Dampf reißt das Öl mit sich und wird dann abgekühlt. Bei der Kondensation trennen sich die ätherischen Öle vom Wasser, da sie nicht wasserlöslich sind. Sie schwimmen an der Oberfläche und werden abgeschöpft. Das Wasser, das bei der Destillation auch hochwirksame wasserlösliche Bestandteile der Pflanze aufgenommen hat, nennt man Hydrolat. Solche Hydrolate können innerlich und äußerlich verwendet werden und sind vor allem auch für die Haut- und Haarpflege sehr gut geeignet.

Melaleuka alternifolia oder einfach Tea Tree ist hierzulande heute ein Modeheilmittel, das gegen jede Krankheit verwendet wird. Es stammt ursprünglich aus dem tropischen, sumpfigen Buschland von New South Wales in Südaustralien. Der immergrüne Baum trägt schmale, lanzettenförmige Blätter von leuchtend hellgrüner Farbe und weißlichen Blüten, die einen intensiven aromatischen Duft verströmen.
Auf Grund seines hohen Anteils an Monoterpentolen wirkt es vor allem bei Harnwegsinfekten antibakteriell und harntreibend. Durch die antibakterielle und entzündungshemmende Wirkung kann es ebenfalls sehr gut bei Abszessen, schlecht heilenden Wunden, Furunkeln und Akne verwendet werden. Auch gegen Mückenstiche und zur Vorbeugung vor Mückenstichen ist das Tea-Tree-Öl sehr gut geeignet. Auf Grund seiner besonderen Zusammensetzung ist es jedoch nicht so hautfreundlich, da es die Haut sehr stark austrocknet.
Zudem konnte in den letzten Jahren festgestellt werden, daß Tea Tree auch seelisch beruhigend und angstlösend wirkt.

Cajeput

Melaleuka cajeputi ist ein äußerst robuster Baum, der bis zu 25 Meter hoch werden kann. Er ist immergrün und trägt schmale, grau-grüne, ledrige Blätter. Seine weißen Blüten verströmen im Frühsommer einen klaren, leicht eukalyptusartigen Duft.
Die Aborigines, aber auch die Malayen und Javaner, benutzen Cajeput seit jeher als schweißtreibendes Mittel bei fieberhaften Infekten und Atemwegserkrankungen. Auf Grund des hohen Cineolgehaltes von bis zu 60 Prozent wirkt es atemwegsberuhigend, schleimlösend und auswurffördernd. Durch seine besondere Zusammensetzung wirkt Cajeput gegen Warzen und Herpes.
Äußerlich angewendet wirkt Cajeput auch schmerzstillend bei rheumatischen Beschwerden, Migräne, Muskelschmerzen und Verspannungen. Durch seine tonisierenden und straffenden sowie hautregenrierenden Inhaltsstoffe ist es im kosmetischen Bereich bei fettiger, schlecht durchbluteter oder fahler Haut anzuwenden.
Psychisch wirkt Cajeput stärkend und aufbauend auf das Nervensystem.

Niaouli

Melaleuka viridiflora, der Niaoulibaum zeichnet sich durch seine leicht ablösbare, dicke weiße Rinde aus, die aus mehreren Schichten besteht, was ihm eine gewisse Feuerfestigkeit verleiht. Er kann bis zu 15 Meter hoch werden und wächst vorwiegend in Queensland und New South Wales. Große Niaouliwälder sind jedoch auch typisch für die pazifische Inselgruppe Neukaledonien, wo sie fast ein Fünftel des Landes einnehmen. Die Bevölkerung Neukaledoniens ist von der ungeheuren Heilkraft der Pflanze seit unzähligen Generationen überzeugt. Man nimmt sogar an, daß es in den feuchtheißen sumpfigen Gebieten auf Grund des Duftes der dort wachsenden Niaoliblüten und Blätter keine Malaria gibt, da er äußerst stark mückenabweisend wirkt.
Der Duft ist auf Grund von Schwefelspuren eher unangenehm, weshalb er für Aromatherapie oder für kosmetische Zwecke nicht geeignet ist.
Durch seine besondere Zusammensetzung (insbesondere Sesquiterphenole) wirkt Niaouli stark immunstimulierend. Daneben ist es gewebestraffend und entzündungshemmend, insbesondere bei Hämorrhoiden, Krampfadern und Venenentzündungen. Auch gegen Hautschäden durch Strahlenbehandlung kann es erfolgreich eingesetzt werden. Weiterhin wirkt es belebend auf die Psyche.

Manuka

Leptospermum scoparium stammt ursprünglich aus Ostaustralien, breitete sich später jedoch über Westaustralien, Tasmanien, Neuseeland, Neuguinea und Südostasien aus. Am meisten ist Manuka in Neuseeland verbreitet. Die Manukabäume werden maximal 8 Meter hoch und haben kleine ,spitze, starre Blättchen sowie zarte Blüten, die einen ungewöhnlich vollen und weichen Duft verströmen.
Das Öl des Manukabaumes ist für die Tohungs, den Medizinmännern der Maoris Neuseelands, das eigentliche Teebaumöl. Die Aborigines Australiens kauen neben dem Öl auch Samen und junge Sprößlinge gegen Durchfall und Leibschmerzen. Bei fiebrigen Harnwegsinfekten hat sich ein einfacher Blätteraufguß sehr bewährt. Das Kauen der Manukarinde hat eine beruhigende und schlaffördernde Wirkung. In Neuseeland wird das dort hergestellte Teebaumöl ausschließlich zu gleichen Teilen aus Manuka und Kanukaöl hergestellt.

Von allen Teebaumölen hat das Manukaöl die stärkste Wirkung bei Pilzinfektionen, insbesondere gegen Candida albicans. Daneben wirkt es gegen Juckreiz und schützend für empfindliche Haut. Auch bei Zahnfleischentzündungen, schuppender Kopfhaut, Schuppenflechte, Akne und anderen Hauterkrankungen wirkt Manuka sehr effektiv.
Bei Atemwegserkrankungen wirkt es wie die anderen Teebaumöle auswurffördernd, schleimverflüssigend und antibakteriell.
Durch seine hautschützende Wirkung ist Manuka eines der wichtigsten Öle in den Hautpflegeprodukten.
Der Duft des Manukaöls stärkt die Nerven und stabilisiert das vegetative Nervensystem.

Heilen mit Teebaumölen		
Beschwerde	**Mischung**	**Anwendung**
Wunden und Verbrennungen	Aloe-vera-Gel 100 ml + Manuka 10 Tr., Niaouli 10 Tr., Kanuka 10 Tr.	3mal täglich mit sterilem Tupfer auftupfen
Akne	Manuka 5 Tr., Niaouli 5 Tr., Tea Tree 5 Tr.	auftupen, ggf. zusätzlich reinigen mit Tea-Tree-Hydrolat
Haarausfall	Tea-Tree-Hydrolat 50 ml + Manuka 2 Tr. + Cajeput 6 Tr.	nach dem Haarewaschen einige Tropfen in die Kopfhaut einmassieren
Zahnschmerzen und Parodontose	Manuka 20 Tr. +Tea Tree 40 Tr.	1 Tr. auf die Zahnbürste mit Zahnpasta und über 4 Wochen 3mal pro Tag die Zähne putzen
Schlafstörungen	Johanniskrautöl 20 ml + Manuka 3 Tr (+ Lavendel 10 Tr)	Lenden und Bauchregion abends langsam einmassieren

Beschwerde	Mischung	Anwendung
Husten	Mischung aus Manuka und Kanuka je 5 Tr.	Brust-, Rücken- und Lymphknoteneinreibungen
Muskelverspannungen, Gelenkschmerzen, Sehnenscheidenentzündungen	Johanniskrautöl 30 ml + Mohnblütenöl 20 ml + Cajeput 20 Tr., Tea Tree 30 Tr., Kanuka 20 Tr., Manuka 10 Tr.	Einreibungen der betroffenen Gliedmaßen und Gelenke
Harnwegsinfekte	Tea Tree 30 Tr. + Cajeput 10 Tr.	fünfmal pro Tag 2 Tr. mit Honig im Mund zergehen lassen
Bindegewebsschwäche, Krampfadern	Jojobaöl 60 ml + Aloe-vera-Öl 20 ml + Mohnblütenöl 10 ml + Kanuka 4 Tr. + Niaouli 3 Tr.	sanftes Einmassieren mit kreisenden Bewegungen
Ekzeme, Juckende Haut	Aloe-vera-Öl 30 ml + Manuka 5Tr.	2-3mal täglich sanft einreiben
Lippenherpes	Tea Tree 10 Tr., Manuka 5 Tr., Niaouli 5 Tr.	mehrmals täglich mit Wattestäbchen auftupfen
Warzen	Tea Tree 40 Tr., Niaouli 40 Tr.	mehrmals täglich auftupfen
Insektenstiche	Manuka 5 Tr., Tea Tree 15 Tr. (ggf. Lavendel 10 Tr.)	ein Tropfen pro Stich

Kanuka

Leptospermum ericoides ähnelt sehr in Aussehen und Vorkommen dem Manuka, weshalb er auch die Bezeichnung »White Manuka« trägt. Während die antibakterielle und pilztötende Wirkung deutlich schwächer als bei Manuka ist, besitzt Kanuka eine antirheumatische, schmerzlindernde und durchblutungsfördernde Wirkung. Durch eine zusätzliche Anregung der Nebennierenrindenfunktion wird vom Körper vermehrt körpereigenes Cortison ausgeschüttet, welches eine entzündungshemmende und schmerzlindernde Wirkung hat.
Während Manuka das Nervensystem schützt, gibt Kanuka vor allem Energie, Lebensfreude und innere Wärme. Es lädt »verbrauchte Batterien« wieder auf.

Teebaumölmischungen

Verschiedene Teebaumölmischungen haben sich alternativ zur Anwendung eines einzelnen Teebaumöls bei einzelnen Erkrankungen besonders bewährt. Als Trägeröl für niedrig dosierte Teebaumölmischungen sind insbesondere Johanniskraut-, Jojoba- und Mohnblütenöl geeignet.

Unbekannte Heilpflanzen der Aborigines

Australiens Natur bringt neben den – mittlerweile sehr bekannten – Teebaumölen eine Unzahl hochwirksamer, unbekannter Heilpflanzen hervor. Sie sind überwiegend auch in Deutschland zu beziehen.

Acacia estrophiolata Southern Ironwood (Wattle)

Gebiete: Mittlerer Süden und Norden, Victoria River; auf trockenen Sandböden.
Beschreibung: Bis zu 15 Meter hoher Baum; hängende Äste, dunkelbraune bis graue, stark schuppige Rinde; dünne Nadeln bis 11 Zentimeter lang; kleine, hellgelbe Blüten, die in runden Klumpen zusammenwachsen; bis zu 11 Zentimeter lange, dünne Schoten, die die Umrisse von Kernen leicht erkennen lassen.
Wirkung: antiseptisch, straffend, festigend

Acacia

Viele Acacia-Arten, allgemein auch Wattle genannt, sind sehr wichtig im täglichen Leben der Aborigines. Sie können fast überall gefunden werden. Neben dem medizinischen Gebrauch werden z.B. die sehr nahrhaften Kerne gegessen, und aus manchen Sprößlingen können süß schmeckende Tees zubereitet werden. Die Asche von Acacia wird wegen ihres hohen Gehalts an Alkali mit Pituri, der beliebtesten Droge der Aborigines, vermischt. So wird das Nikotin in Pituri leichter vom Körper aufgenommen. Viele Schoten produzieren mit Wasser einen Schaum, der als Seife benutzt wird. Manche Schoten werden zur Fischjagd in Tümpel geworfen. Fische werden so vergiftet, können aber ohne weiteres verzehrt werden. Das Holz von Acacia estrophiolata ist so hart, daß es sich gut zur Verarbeitung von Speeren und Pfeilen eignet. Ungefähr zwanzig Acacia Spezies werden von den Aborigines auf unterschiedlichste Weise benutzt. Leider kann ich hier nicht auf alle eingehen.

Anwendung: Etwa eine Handvoll innere Rinde der jungen Äste wird in einem Liter Wasser gekocht. Zur Behandlung von Krätze, wunden Augen und Furunkeln werden die betroffenen Stellen einmal täglich mit der Flüssigkeit gewaschen.
Die Rinde von kleineren Wurzeln wird zerstückelt, mit heißem Wasser vermischt und für mehrere Tage stehengelassen, bis der Aufguß eine dunkelrote bis schwarze Farbe hat. Dieses Präparat wird auf Geschwüre und Verbrennungen aufgetragen, aber auch als Medizin gegen allgemeine Magen-Darmbeschwerden getrunken.
Lange Streifen von Wurzelrinde werden in Wasser eingeweicht und als Schienen für Knochenbrüche verwendet. Sie trocknen zu einem festen Verband. Das Harz wird in etwas Wasser aufgeweicht und als Salbe auf Geschwüre und Verbrennungen gerieben. Von Krätze betroffene Hautpartien werden mit der schwachen Lösung, die dabei entsteht, gewaschen. Gehärtetes Harz kann zu einem feinen Puder gemahlen und so auf Schnitte und offene Geschwüre gestäubt werden.

Acacia holosericea

Gebiete: Northern Territory; an trockenen Flußufern.
Beschreibung: Struppiger Strauch oder Baum bis zu 8 Meter hoch; rauhe, dunkelbraune Rinde; Blüten kolbenförmig, gelb; bis zu 25 Zentimeter lange, schmal-ovale Blätter mit hellen Venen; dunkle, rotbraune, gekräuselte Schoten, die in Klumpen wachsen.
Wirkung: antiseptisch, lindert Juckreiz
Anwendung: Ein sehr wirksames Mittel gegen Juckreiz bei Allergien. Die Schoten werden mit etwas Wasser in der Hand gerieben, bis ein Schaum entsteht. Dieser wird mitsamt den Schoten auf die juckenden Stellen gerieben.
Eine Handvoll frischer Blätter wird in einem Liter Wasser gekocht. Es entsteht eine desodorierende und leicht antiseptische Flüssigkeit, mit der juckende Geschwüre gewaschen werden. Manchmal werden die durch Kochen weich gewordenen Blätter direkt auf die betroffene Stelle gerieben.
Lange Streifen der Rinde werden mit der Innenseite zur Haut gegen Kopfschmerzen um die Stirn gebunden.

Acacia lysiphloia – Turpentine

Gebiete: Gulf, Darwin, Victoria River, Mittlerer Norden, Barkley Tablelands, mit anderen niedrigen Sträuchern auf rotem Sand
Beschreibung: Breit wachsender Busch, bis zu 5 Meter hoch; Rinde rotbraun, pellt ringelförmig ab; Blätter bis zu 5 Zentimeter lang, schmaloval, mit 3–4 hervortretenden Venen; Blüten gelb, klein, kolbenförmig; flache, bis zu 9 Zentimeter lange, schmale Schoten mit dicken Rändern.
Wirkung: Reduziert physischen und geistigen Streß, zur Therapie nach einer Entbindung.
Anwendung: Gegen Erkältungen und Grippe werden eine Handvoll frischer Blätter und Äste in Wasser gekocht. Mit dem braunen Tee wird so oft, wie es dem Patienten angenehm ist, der Körper gewaschen. Junge Zweige werden mit den Blättern über Kohlen erhitzt und auf schmerzende Körperstellen, insbesondere bei Kopf- und Rückenschmerzen, auf die betroffenen Stellen gelegt.

Acacia tetragonophylla – Dead Finish

Gebiete: Mittlerer Süden, Mittlerer Norden; in der Nähe von jahreszeitlichen Wasserläufen, auf Sandboden.
Beschreibung: Breit wachsender, bis zu 5 Meter hoher Strauch; sehr verästelt; einzeln wachsende steife Nadeln bis zu 6 Zentimeter lang; winzige gelbe Blüten, die kugelförmig zusammenwachsen; dünne, bis zu 13 Zentimeter lange Schoten, die gekringelt wachsen.
Wirkung: Antiseptisch, hautstraffend, entfernt Warzen.
Anwendung: Als eine schmerzhafte, aber sehr wirksame Methode zur Warzenentfernung, werden bis zu sechs der Strauchnadeln sternförmig angeordnet unter die Base der Warze geschoben, bis sie anfängt zu bluten. Die Nadeln werden dann entfernt. Die Warze schrumpft ein und kann nach etwa vier bis fünf Tagen abgenommen werden. Dies ist sehr effektiv, wie mir mehrfach bestätigt wurde.
Für Schnitte und Geschwüre werden eine Handvoll klein gehackter Stücke von Wurzelrinde in einem Liter Wasser gekocht. Nachdem die Rindenstücke herausgesiebt wurden, trägt man die Flüssigkeit auf die betroffenen Stellen auf.
Lange Streifen von Wurzelrinde werden außerdem als Bandagen um Knochenbrüche gewickelt. Dies soll die Schwächung der gebrochenen Gliedmaßen während der Heilung verhindern.
Ein Aufguß von Wurzelrinde und Wasser wird gegen Husten getrunken.

Avicennia marina – White Mangrove

Gebiete: Darwin, Gulf; an den Rändern von Mangrovenwäldern auf Tidestränden.
Beschreibung: Bis 12 Meter hoher, breit gewachsener Baum; grau-grüne Rinde, Blätter bis zu 10 Zentimeter lang, ledrig, dunkelgrün, glänzend; kleine, hell-orange Blüten.
Wirkung: Schmerzlindernd, juckreizlindernd.
Anwendung: Um die schmerzenden Stiche/Bisse von Meerestieren zu lindern, werden die jungen Blätter und Zweige zerkaut und mit Speichel auf die Stiche gegeben. Die frische Rinde wird um den Biß/Stich gerieben, bis der Schmerz nachläßt.

Das alte, trockene Holz wird zu Asche verbrannt und mit Süß- oder Salzwasser vermischt auf kleine Schnitte, Verbrennungen, Furunkel und Hautgeschwüre aufgetragen.
Mit trockener Asche werden juckende Pilzinfektionen und Krätze bestäubt.

Buchannia obovatum – Wild Plum

Gebiete: Darwin, Gulf; in offenen Wäldern.
Beschreibung: Bis zu 10 Meter hoher Baum, Rinde rostfarben; Blätter lederartig, groß und oval, von grau-grüner Farbe; Blüten cremig weiß; die Frucht ist eine leicht behaarte Pflaume mit etwa 1–1,5 Zentimeter Durchmesser.
Wirkung: Antiseptisch, schmerzlindernd.
Anwendung: Gegen Zahnschmerzen werden die jungen Sprößlinge und Zweige zerstückelt und mit wenig Wasser erhitzt. Nachdem diese Masse abgekühlt ist, wird sie in das Zahnloch gefüllt. Alternativ können die Zweige auch gekaut und in das Loch gedrückt werden. Die Asche von verbrannten Zweigen wird um einen wunden Zahn gelegt, darf aber nicht geschluckt werden.
Ein paar Blätter und das Innere eines etwa 15 Zentimeter langen Stücks Rinde wird in Wasser gekocht und dann ausgesiebt. Die Flüssigkeit wird als Mundspülung bei Zahnschmerzen und auch zum Waschen von Schnitten, Wunden und Pilzinfektionen der Haut verwendet (z. B. Ringflechte).

Carica papaja – Paw paw – Melonenbaum

Gebiete: Heimisch ist die Papaja in Südamerika. Heute ist sie jedoch in kultivierter Form in beinahe allen tropischen Ländern zu finden. Angeblich wurde sie von der Kolonisten vor knapp 200 Jahren nach Australien eingeführt, jedoch gibt es Berichte von Seefahrern, die den Melonenbaum schon lange vor der Kolonialisierung im Norden Australiens gesehen haben wollen.
Beschreibung: Die Papaja gehört zu der Familie der Feigengewächse. Die kopfgroßen, bis zu 1 Kilo schweren, gelben Früchte wachsen auf

sechs bis sieben Meter hohen Bäumen. Blätter, Frucht (vor allem der Milchsaft der unreifen Frucht), Samen und Schale sind reich an Vitaminen (insbesondere Vitamin C). Besondere Heilwirkung kommt auch dem Samen der Papaja zu (s. das Papajabuch von Harald Tietze). Wichtigster Bestandteil ist jedoch das Enzym Papain, dessen enorme Heilwirkung dazu geführt hat, daß der Baum in vielen Gegenden auch Medizinbaum oder Gesundheitsmelone genannt wird.
Wirkung: Papain wirkt verdauungsfördernd, entzündungshemmend, immunstärkend, virustatisch, wundreinigend, wundheilungsfördernd, schmerzlindernd, das Metastasenwachstum hemmend.
Indikation: Alle Formen von Entzündungen, Rheuma, Arthrose, Verdauungsstörungen, Wunden, Verbrennungen, Immunschwäche, Krebs mit Metastasen.
Anwendung: Kleingeschnittene Papajablätter oder Fruchtschalen in etwa 2 Liter Wasser aufkochen und ca. 2 Stunden ziehen lassen. Brühe abfiltern und in Glasflaschen füllen, Haltbarkeit 3–4 Tage. Über mindestens 3 Monate dreimal täglich 100–200 Milliliter trinken.
Als Alternative bietet sich jedoch auch ein fertig importiertes Konzentrat an: Papajaextrakt kombiniert mit Kombucha Tee (ein Krebsheilmittel der Aborigines) oder eine Enzymmischung mit standardisiertem Papainkonzentrat von 100 mg pro Tablette (Bezugsadresse im Anhang).

Callitris glaucophylla White Cypress – Pine intratropica

Gebiete: C. glaucophylla: Mittlerer Süden, Mittlerer Norden; an Abhängen und Wasserrinnen.
C. intratropica: Darwin, Gulf, Victoria River; auf sandigen und felsigen Böden.
Beschreibung: C. glaucophylla: bis zu 4 Meter hoher Zypressenbaum; rauhe Rinde; dunkelbraun-grüne Nüsse;
C. intratropica: wie oben, aber bis zu 10 Meter hoch.
Wirkung: Antiseptisch, schleimlösend, schmerzlindernd.
Anwendung: Die Blätter und Zweige von C. glaucophylla werden mit Wasser zu einer konzentrierten Flüssigkeit gekocht. Gegen Erkältungen wird diese auf den Brustkorb und bei Ausschlägen auf die betroffene Stelle gerieben.

Ein kleines Loch wird in den Boden gegraben, Zweige von C. glaucophylla darüber gelegt und angezündet. Der erkältete Patient stellt sich darüber und läßt sich von dem Rauch einnebeln. Danach legt er sich schlafen und schwitzt die Krankheit aus.
Die innere rote, klebrige Rinde von C. intratropica wird zerklopft und mit ca. 1 Liter Wasser gekocht. Gegen Bauchschmerzen und Durchfall wird diese Flüssigkeit auf den Bauch gerieben. Auf Schnitte und Geschwüre aufgetragen, wirkt die Rinde desinfizierend.

Clerodendrum floribundum – Lolly Bush

Gebiet: Darwin, Gulf, Northern Territory; weit verbreitet in Wäldern.
Beschreibung: Etwa 5 Meter hoher Baum; Rinde korkartig; breite Blätter, oval bis 15 Zentimeter lang, spitz zulaufend; Blüten sternförmig mit 5 Blättern, cremig weiß bis rot, lange Stempel, die aus dem tubenartigen Inneren der Blüte herausragen; trägt schwarze Kerne, wenn reif.
Wirkung: Schleimlösend, schmerzlindernd, juckreizlindernd, gegen Durchfall.
Anwendung: Die Blätter und die innere Rinde werden in Wasser gekocht, bis dies dunkelgrün ist. Nachdem die Flüssigkeit gesiebt ist, wird sie als Lotion gegen juckende Hautbeschwerden eingerieben.
Dieselbe Flüssigkeit wird als Heilmittel gegen Erkältung, Grippe, Durchfall und allgemeine innere Schmerzzustände einmal täglich in kleinen Mengen eingenommen und für Körperwaschungen verwendet. Eingeweichte Blätter werden auf schmerzende Körperstellen gedrückt.
Viele Spezies dieser wichtigen und sehr wirksamen Heilpflanze werden auch in asiatischen und südpazifischen Ländern für dieselben Zwecke angewendet.

Crinum uniflorum – White Bush Lily
C. asiatcum – White Sand Lily, C. angustifolium – Field Lily

Gebiet: Gulf, Darwin, Queensland; auf sandigen Böden, besonders in jahreszeitlich überschwemmten Gebieten.
Beschreibung: *C. angustifolium:* ca. 1 Meter hohe Lilie; mehrere weiße Blüten mit rotem Stempel

C. asiatcum: wie oben, aber nur 30 Zentimeter hoch
C. uniflorum: wie oben, 30 Zentimeter hoch mit nur einer Blüte
Alle drei Spezies haben eine große , zwiebelähnliche Knolle.
Wirkung: Antiseptisch, aufweichend, äußerlich schmerzlindernd.
Anwendung: Die Knolle wird zerstückelt und für 24 Stunden in Wasser eingeweicht oder auch kurz abgekocht. Infizierte Haut wird oft mit der gewonnenen Flüssigkeit gewaschen, besonders geeignet gegen lepröse Geschwüre, allgemeine Hautentzündungen und tiefe Wunden; auch gegen innere Schmerzen (z.B. bei einer Knieverletzung) wird diese Flüssigkeit eingerieben.
Die dünne Knollenmembrane wird als schützender Verband oder Pflaster aufgelegt und befestigt.

Cymbopogon-Spezies Lemon Grasses

Gebiete: Northern Territory, Central Desert
C. ambiguus und C. bombycinus wachsen auf flachen, sandigen und steinigen Böden;
C. refractus und C. procerus wachsen auf feuchten Böden in offenen Wäldern.
Beschreibung: Ca. 1 Meter hohes Gras; wächst aufrecht in Büscheln; dunkelgrün, wenn jung; seidige Haarbüschel, ausgeprägter Zitronengeruch.
Wirkung: Antiseptisch, schleimlösend, fiebersenkend.
Anwendung: Die frischen Blätter von C. ambiguus und C. refractus werden in der Hand zu einem Ball gerollt und das Aroma wird inhaliert, um Verschleimung der Atemwege zu lösen.
Ein Tee wird aus beliebigen frischen Pflanzenteilen von C. ambiguus gebraut und in kleinen Mengen gegen die Symptome von Grippe und Erkältungen getrunken. Mit der Restflüssigkeit wird der Körper gewaschen, um Schweiß zu treiben, ist aber auch wirksam gegen wunde Hautzustände, Krätze und Muskelkrämpfe.
Die Flüssigkeit aus einem Wurzelaufguß wird als Ohrentropfen bei Schmerzen verwendet.
Für schwangere Frauen in den Wehen wird eine flache Kuhle in der Größe ihres Körpers in die Erde gegraben. Darin wird eine Lage heißer

Kohlen gelegt und mit der Erde von Termitenhügeln abgedeckt. Darauf wird eine Lage frisches C. bombycinus, das eine Nacht lang eingeweicht wurde, und eine weitere Lage Erde von Termitenhügeln gedeckt. Die Schwangere legt sich, solange die Wärme erhalten bleibt, auf dieses Bett und inhaliert die Dämpfe, um die Schmerzen der Wehen zu lindern. Bei hohem Fieber wird ein Aufguß von C. procerus verwendet. Eine Handvoll junger Blätter und Stengel werden oft mehrere Tage in 1 Liter Wasser geweicht und dann aufgekocht. Der Patient wird so oft wie nötig damit gewaschen und an einem kühlen Ort unter einer Decke gelagert, um das Fieber auszuschwitzen.
Gegen Durchfall wird ein Aufguß von frischem zerdrückten C. refractus gebraut und in kleinen Mengen getrunken. Mit dem Rest wird der Körper gewaschen, falls der Patient auch Fieber oder Schmerzen hat.
Cymbopogon-Spezies sind auch in asiatischen Ländern als wichtiges Heilmittel bekannt und gelten als besonders effektiv.

Duboisia hopwoodii Pituri

Gebiete: Central Desert; auf Sanddünen. Obwohl die Pflanze selten, aber weit verbreitet ist, werden anscheinend nur Pflanzen aus gewissen Gegenden benutzt. Deren Standort wird von den Sammlern geheimgehalten.
Beschreibung: Bis zu 2 Meter hoher Busch mit lanzenartigen grünen Blättern.
Wirkung: Berauschend, in höheren Dosen schmerzlindernd, giftig.
Anwendung: Pituri galt unter Aborigines als ein wichtiges Handelsobjekt und wird hauptsächlich als ein gesellschaftliches Rauschmittel und in Zeremonien benutzt. Chemische Analysen haben ergeben, daß Pituri d-nor-Nikotin enthält, ein Alkaloid, das viermal stärker wirkt als Nikotin. Für die Jagd von Emus werden Bälle aus den getrockneten Blättern von Pituri in Wasserstellen gelegt. Tiere, die davon trinken, werden berauscht und sind leichter zu erlegen.
Als Rauschmittel werden getrocknete Äste und Blätter mit Asche von Akazien oder Eukalyptusrinde vermischt und zu kleinen Bällen gerollt. Die alkalische Asche erhöht die Aufnahme von Nikotin im Körper. Bei gesellschaftlichen Zusammenkünften und Zeremonien werden die Bäl-

le gekaut und so von Mund zu Mund in der Runde weitergereicht. In kleineren Dosen wirkt diese Anwendung als Stimulans. Es hebt die allgemeine Stimmung und soll physischen Streß vermindern. Auf langen Wanderungen soll es die Ausdauer des Körpers um ein Vielfaches erhöhen und Hungergefühle erheblich unterdrücken.
Höhere Dosen dieser Droge versetzen Menschen in einen nahezu katatonischen Zustand und machen den Körper unempfänglich für Schmerzen. Um diesen Zustand zu erreichen, wird der Rauch von verbrennenden Pituri-Blättern eingeatmet. Diese Anwendung wird bei kleinen chirurgischen Operationen und bei schmerzhaften Einweihungszeremonien eingesetzt.

Eleocharis dulci
Water Chestnut Spike Rush

Gebiet: Northern Territory; in salzigem Schlamm an Flußmündungen und in Süßwassersümpfen.
Beschreibung: Runder Schilf bis zu 2 Meter hoch
Wirkung: Antiseptisch, schmerzlindernd
Anwendung: Die ganze Pflanze wird in Salzwasser eingeweicht und die Flüssigkeit über Wunden gegossen. Die Stengel werden hinterher als Verband angelegt. Die Feuchtigkeit aus verwesenden Pflanzen wird auf Verbrennungen gerieben und der verrottete Brei aus dem Stengelinneren wird als Kompresse auf Wunden gebunden, dies soll sehr wirksam sein.
Für Rückenschmerzen wird eine Vertiefung, etwas größer als der Körper des Patienten, in den Boden gegraben. Eine Lage Spike Rush und die Nüsse von Pandanus spiralis werden hineingestreut und verbrannt. Sobald die Zweige etwas verbrannt sind, werden die größeren Stücke entfernt und die Stelle mit feuchtem Sand und einer Lage frischem Spike Rush bedeckt. Der Patient legt sich in diese Kuhle und wird vom Kopf abwärts mit einer Decke, die an den Kuhlenrändern befestigt wird, zugedeckt. Etwas Sand wird über die Decke gestreut, um den aufsteigenden Dampf zurückzuhalten. Der Patient bleibt etwa 1/2 bis 1 Stunde in dieser »Sauna«.

Eremophila Fuchsia Bush

Fuchsien sind wichtige Heilpflanzen für Aborigines, und werden für ein breites Spektrum von Beschwerden gebraucht. Ungefähr neun verschiedene Arten werden benutzt und gehören zu den wenigen Pflanzen, die es den Aborigines wert erscheinen, getrocknet und gelagert zu werden. Die getrockneten Blätter werden in kleinen Beuteln überallhin mitgenommen, für den Fall, daß sie gebraucht werden. Die wichtigsten Spezies sind Eremophila alternifolia, Eremophila duttonii, Eremophila freelingii und Eremophila longifolia, auf die hier im folgenden eingegangen wird.

Eremophila alternifolia – Narrow-Leaf Fuschia Busch

Gebiete: Zentral-südliche Bereiche im Northern Territory; häufig auf Kalksteinabhängen.
Beschreibung: Bis zu 3 Meter hoher Strauch; sehr dünne, lange Blätter, glänzend, schotenförmig; glockenförmige Blüten mit 5 Blättern, karminrot, gelb an der Blütenbasis, oft dunkel gesprenkelt.
Wirkung: Schleimlösend, schmerzlindernd, fördert das Abhusten.
Beschreibung: Die Zweige mit Blättern werden für ein paar Tage in der Sonne getrocknet. Danach werden die Blätter abgepflückt, zerkrümelt und in weiche Rinde zur Aufbewahrung eingerollt.
Eine kleine Handvoll Blätter wird in einem Liter Wasser für etwa zwei Stunden gekocht. Falls die Nase bei einer Erkältung verstopft ist, werden die beim Kochen aufsteigenden Dämpfe inhaliert. Nachdem die Blätter von dem nun leicht dickflüssigen Gebräu herausgesiebt worden sind, wird dieses mehrmals täglich gegen Erkältung, Grippe, Fieber, generelles Unwohlsein und innere Schmerzen in kleinen Mengen getrunken und der Körper damit gerieben.
Frische Blätter brauchen nur für fünf bis zehn Minuten gekocht zu werden. Getrocknete Blätter werden auch mit etwas Wasser zu einer Paste vermischt und gegen innere Schmerzen auf die Körperstelle gerieben.
Die Anwendung dieser Pflanze ist für Kranke aller Altersgruppen möglich. Sie gilt als die »Nummer-Eins-Medizin«.

Eremophila duttonii – Kangaroo Bush

Gebiete: Mittlerer Süden, Mittlerer Norden, Barkley Tablelands, Darwin, Gulf; in der Nähe von Sanddünen und auf kieseligen Niederungen.
Beschreibung: 3 Meter hoher Busch; bis zu 5 Zentimeter lange, lanzenförmige Blätter, dicht gewachsen; Blüten glockenförmig mit fünf Blättern, hell bis orangerot, innen gelb, vier herausragende Stempel.
Wirkung: Antiseptisch, örtlich leicht betäubend
Anwendung: Zwei Handvoll frischer Blätter werden in knapp zwei Liter Wasser gekocht und danach ausgesiebt. Mit der dunkelgrünen Flüssigkeit wird der Körper einmal täglich gegen Hautkrankheiten gewaschen. Sie wird auch auf größere Schnitte, Wunden und Geschwüre aufgetragen, die anschließend mit einem Verband abgedeckt werden, und als Lotion für wunde Augen benutzt.
Innerlich wird diese Medizin, am besten warm, gegen Halsschmerzen eingenommen. Die Mund- und Rachengegend fühlt sich dann leicht taub an.
Diese Medizin soll sehr wirksam und auch für Kinder verwendbar sein, eignet sich aber nicht zur Lagerung.

Eremophila freelingii Rock Fuchsia Bush

Gebiete: Mittlerer Süden, zentral-nördliche Regionen im Northern Territory; meist auf steinigen Abhängen.
Beschreibung: 2 Meter hoher, dichter Strauch; bis zu 8 Zentimeter lange, lanzenförmige Blätter; Blüten glockenförmig mit fünf Blättern, hellviolett bis hellblau.
Wirkung: Antiseptisch, schleimlösend, gegen Durchfall.
Anwendung: Zwei Handvoll Blätter werden in knapp zwei Liter Wasser gekocht. Die Blätter werden herausgesiebt, und die Flüssigkeit wird bei Schnitten, Krätze und offenen Geschwüren als antiseptisches Waschmittel mehrmals täglich angewendet.
Dasselbe Mittel kann auch gegen starke Erkältungen und Durchfall mehrmals täglich getrunken werden.
Bei verschleimten Neben-, Stirnhöhlen und Lungen wird eine große Handvoll Blätter in ein heißes Bad gegeben. Der Erkrankte inhaliert die

aufsteigenden Dämpfe. Diese Behandlung senkt auch Fieber und wird täglich angewendet.

Eremophila longifolia – Emu Bush

Gebiete: Victoria River, Barkley Tablelands, Mittlerer Süden und Mittlerer Norden Region im Northern Territory; in tiefen Sandböden und steinigen Wasserläufen.
Beschreibung: Bis zu 6 Meter hoher Strauch, bzw. Baum; hängende Äste; dunkelgraue Rinde; bis zu 14 Zentimeter lange, lanzenförmige Blätter von graugrüner Farbe; Blüten glockenförmig mit fünf Blättern, rosa bis rötlich braun, innen gefleckt, mit heraushängenden Stempeln.
Wirkung: Antiseptisch, Gegenreiz.
Anwendung: Junge, aromatische Blätter werden in der Sonne für einige Tage getrocknet und dann zerdrückt. Eine Handvoll getrocknete oder auch frische Blätter werden in knapp zwei Liter Wasser gekocht, die Flüssigkeit wird abgegossen und damit wird einmal täglich gegen Fieber, Erkältungen, generelle Schmerzen, Krätze, Furunkel, Geschwüre oder Schnittwunden eingerieben. Um bei Furunkeln den Eiter zu ziehen, wird ein Breiumschlag von zerdrückten Blättern und etwas Wasser hergestellt und aufgetragen. Als Salbe werden die zerdrückten Blätter mit Tierfett vermischt. Durch Auftragen dieser Salbe wird die betroffene Stelle erwärmt, ohne die Haut zu reizen.

Eucalyptus camaldulensis River Red Gum

Gebiete: Northern Territory; weit verbreitet auf jeder Art Boden, aber viel in der Nähe von Wasserläufen.
Beschreibung: 35 Meter hoher Baum; hängende Äste; Rinde glatt, weiß bis grau mit braunen oder grauen Flecken; lanzenförmige, bis zu 30 Zentimeter lange Blätter, matt grün bis graugrün; Blüten cremefarben, rund, haarig; 1/2 Zentimeter kleine, runde Kapseln.
Wirkung: Schleimlösend, löst Stauungen, Gegenreiz.
Anwendung: Blätter werden hauptsächlich gegen allgemeine Symptome von Erkältungen und Grippe angewandt, wie Gliederschmerzen und verschleimte Atemwege und Nebenhöhlen.

Eine Handvoll Blätter werden mit knapp zwei Liter Wasser gekocht und danach gesiebt. Die Flüssigkeit wird oft in die Haut eingerieben und zusätzlich mehrmals pro Tag getrunken.
Die jungen Blätter werden außerdem auf heiße Kohlen in einer kleinen Erdkuhle gelegt. Der entstehende Rauch und die Dämpfe werden von dem Patienten inhaliert.
Gegen Durchfall bei Kindern wird das innere Stammholz geraspelt, in Wasser gekocht und die Flüssigkeit getrunken.
E. camaldulensis ist wichtig in der Gewinnung von Eukalyptusharz.

Eucalyptus Gum

Gebiete: Das Harz wird aus fast allen der überall in Australien wachsenden Eukalyptus-Spezies gewonnen.
Beschreibung: Dickflüssiges, rotes Baumharz, das aus Verletzungen der Baumrinde quillt. Es löst sich nicht vollständig in Wasser oder Alkohol auf. An der Luft wird es schnell zu einer klebrigen und nach und nach zu einer kristallinen Masse, die in jedem Zustand gesammelt wird.
Wirkung: Antiseptisch, straffend.
Anwendung: Das klebrige Harz wird direkt auf Geschwüre, Schnitte und Krätze gerieben, es ist stark desinfizierend. Kristallisiertes Harz kann in etwas Wasser aufgeweicht werden, bis es klebrig ist und auf Läsionen gerieben werden. Dort trocknet es zu einer schützenden, harten Schicht, muß aber ein- bis zweimal täglich erneuert werden.

Eukalyptus

Der Eukalyptusbaum als Heilpflanze war eine der wichtigsten medizinischen Entdeckungen des 19. Jahrhunderts. Präparate wurde von australischen Siedlern über die ganze Welt verkauft. Australien ist Heimat von über 500 Eukalyptusarten. Das von Eukalyptus Bäumen gewonnene Harz ist für medizinische Anwendungen besonders beliebt und kann aus fast allen Spezies gewonnen werden. Im folgenden werde ich mich auf die wichtigsten und von Aborigines verwendeten Eukalyptus-Spezies beschränken.

Ein flüssiges Präparat wird hergestellt, indem das Harz in größeren Mengen Wasser gekocht wird, bis es fast vollständig aufgelöst ist. Diese Lösung wird auf Krätze, Geschwüre, Schnitte, Verbrennungen und schmerzende Muskeln gerieben. Gegen wunde Augen wird sie auf die Lider gegeben. Erhebliche Verbesserungen des Krankheitszustandes treten schon nach zwei Tagen ein.

Um eitrige Geschwüre auszutrocknen, wird das Harzkristall zu feinem Puder gemahlen und auf die betroffene Stelle gestreut.

Bei Zahnschmerzen wird eine Lösung aus Harz und Wasser als Mundspülung angewandt und das Harz wie eine Plombe in das Zahnloch gedrückt.

Die Lösung kann auch gegen Durchfall getrunken werden, gilt auch als wirksam gegen Ruhr.

Besonders beliebt für die desinfizierende und heilungsfördernde Wirkung ist das Harz von E. papuana (Ghost Gum), einem Eukalyptusbaum, der sehr leicht an seiner rein weißen Rinde zu erkennen ist.

Eucalyptus tetrodonta – Darwin Stringybark

Gebiete: Darwin, Gulf, Victoria River; in offenen Wäldern auf sandigen Böden, oft zusammen mit anderen Eukalyptusbäumen.

Beschreibung: Bis zu 25 Meter hoher Baum; rauhe, faserige Rinde; Blätter bis zu 25 Zentimeter lang, lanzenförmig, dünn, grau-grün, glanzlos; 2 Zentimeter große, glockenförmige Blüten, mit auffälligen, hervorstehenden Zähnen am Glockenrand, gelbliche Härchen am Glockenrand , wenn blühend.

Wirkung: Antiseptisch, schleimlösend, örtlich stimulierend.

Anwendung. Blätter werden gegen Husten gekaut.

Eine Handvoll der noch jungen, rötlichen Blätter werden zerdrückt und in einem Liter Wasser gekocht, bis dieses eine dunkel-lila Farbe hat. Dieser Tee wird gegen Symptome von Grippe und Erkältungen, besonders, um Schleim von den Bronchien zu lösen und Fieber zu senken, getrunken und der Körper damit gewaschen. Innerlich angewendet ist dieses Präparat auch gut gegen Durchfall und Kopfschmerzen. Äußerlich aufgetragen desinfiziert es Schnitte und Geschwüre und fördert deren Heilung.

Ein Aufguß aus der inneren Rinde mit heißem Wasser ist eine ideale Spülung für einen wunden Mund. Er wird vor allem von Frauen, die gerade entbunden haben, getrunken, um die Nachblutung zu stillen und die Milchproduktion zu fördern.
Das Baumharz wird in kochendem Wasser aufgelöst und auf Wunden aufgetragen, es gilt als ein sehr starkes Antiseptikum.
Der Saft von jungen Blättern wird direkt auf juckende Geschwüre und andere Hautreizungen gegeben.
Blätter werden über eine mit heißer Asche gefüllte Grube gestreut. Ein mit Rheuma geplagter Patient legt sich auf das darüber gebaute Bettgerüst und läßt sich von den aufsteigenden Dämpfen einnebeln.

Euphorbia hirta drumondii – Caustic Weed

Gebiete: Darwin, Gulf, Victoria River; auf vielerlei Böden.
Beschreibung: 60 Zentimeter hohes Kraut; behaarte Stämmchen; Blätter grün, glänzend, oval, spitz zulaufend, gezahnte Ränder, wachsen gegenüberliegend; kleine, cremefarbene Blüten; dreigeteilte Fruchtkapseln.
Wirkung: Reizend, Tonikum, ätzend, erweitert Bronchialen.
Anwendung: Der weiße Saft aus dem Stengel beider Pflanzen wird zur Entfernung von Warzen und Hautkrebs zweimal täglich aufgetragen.
Mit etwas Wasser verdünnt auf kleine Schnitte und Geschwüre gegeben, fördert es deren Heilung.
Bei allgemeiner Schwäche wird die ganze Pflanze von Euphorbia hirta in Wasser gekocht und eingenommen.
Das gleiche Präparat mit Euphorbia drumondii wird gegen allgemeine Schmerzen auf den Brustkorb gerieben, aber nicht eingenommen.
Der milchige Saft aus Euphorbia drumondii wird auch gegen Entzündungen im Genitalbereich aufgetragen.
Augenkontakt mit beiden Pflanzen muß vermieden werden.

Exoecaria parvifolia – Gutta Percha Tree

Gebiete: Barkley Tablelands, Victoria River, Darwin, Gulf; in gemischten Wäldern, meist auf angeschwemmten Böden.

Beschreibung: 7 Meter hoher, zierlicher Baum; dunkelbraune, narbige Rinde, kleine elliptische glänzende Blätter; kleine Fruchtkapseln am Blätteransatz.
Wirkung: Antiseptisch, Tonikum.
Anwendung: Ein 5 x 30 Zentimeter großes Stück der inneren Rinde wird mit 3/4 Liter Wasser gekocht. Mit der trüb-roten Flüssigkeit werden Hauterkrankungen, Geschwüre, Krätze, Schnitte und auch Windpocken gewaschen. Mit derselben Flüssigkeit werden traumatische Schwellungen, schmerzende Gelenke und Rücken eingerieben.
Durch diese Behandlung tritt ein starkes Müdigkeitsgefühl auf, dem jedoch eine baldige Kräftigung folgt.
Augenkontakt muß unbedingt vermieden werden.

Ficus opposita – Sandpaper Fig

Gebiete: Darwin, Gulf, Queensland; in offenen Wäldern in Küsten- und Flußgebieten.
Beschreibung: Kleiner Baum oder Strauch. Blätter sind dunkelgrün, steif und rauh. Erbsengroße Früchte von schwarz-lila Farbe wachsen an der Basis der Blätter.
Wirkung: Juckreizlindernd, gegen Durchfall.
Anwendung: Ein etwa 20 Zentimeter langes Stück der inneren Rinde wird ausgeschabt und in 1 Liter warmem Wasser eingeweicht oder gekocht. Die Rindenstücke werden vorsichtig herausgefiltert, und die Flüssigkeit wird gegen schweren Durchfall oft und in kleinen Schlückchen getrunken (auch gegen Durchfall in Verbindung mit Ruhr). Juckende Hautbeschwerden wie Pilzinfektionen und Windpocken werden mit den rauhen Blättern »abgeschmirgelt« und anschließend mit zerquetschten Früchten von Passiflora foetida eingerieben.

Grewia retusifolia – Emu Berry

Gebiete: Darwin, Gulf, Victoria River; weit verbreitet in offenen Wäldern.
Beschreibung: 1 Meter hoher Busch; ca. 3 Zentimeter längliche Blätter mit gezahnten Rändern, hervortretende Adern, Unterseite mit gelben

Härchen; kleine weiße Blüten mit 5 Blättern, wachsen einzeln am Ast entlang; Beeren 1 Zentimeter groß, aus doppelten oder vierfachen Wülsten, hart, braunrot, wenn reif.
Wirkung: Antiseptisch, Zugmittel, gegen Durchfall.
Anwendung: Die Wurzeln werden entrindet, zerstampft und in Süß- oder Salzwasser gekocht, bis ein Gelee entsteht. Dieses wird als Breiumschlag auf infizierte Krätze, offene Geschwüre und Furunkel geschmiert. Eiter wird dadurch gezogen und eine schnellere Heilung herbeigeführt. Bei Furunkeln wird der Eiterabfluß ermöglicht. Dieses Präparat ist effektiver als die uns bekannte Magnesiumsulfat-Paste.
Gegen Durchfall werden die Wurzeln in heißer Asche gegart, dann entrindet, zerdrückt, mit Wasser vermischt und so eingenommen. Zum selben Zweck werden auch die Blätter gekaut.
Bei wunden Augen werden die Blätter zerkaut und der Speichel in die Augen gegeben.

Hakea eyreana Corkwood

Gebiete: Barkley Tablelands, Mittlerer Süden; auf roten Sandböden in feuchten Niederungen.
Beschreibung: 4 Meter hoher, runder Baum; rissige, korkartige Rinde; feste, verästelte Nadeln; Blüten sind haarig, sehen einem Kokon ähnlich, groß mit gelben Tentakeln; erbsenförmige Schoten mit 2 Kernen.
Wirkung: Antiseptisch, entfernt Warzen.
Anwendung: Die Rindenstücke werden auf heißen Kohlen zum Glühen gebracht und dann vom Feuer entfernt. Man streut feinen Sand über die glühende Rinde und läßt sie abkühlen. Danach werden die Stücke mitsamt Sand zwischen Steinen zu einem feinen Puder gemahlen. Das Puder wird über nasse Geschwüre und Verbrennungen gepustet und diese mit frischer Rinde als Verband abgedeckt. Die Prozedur wird einmal täglich wiederholt.
Das Puder ist auch zur Behandlung von Herpes labialis sehr geeignet.
Als Brandsalbe wird das Puder auch mit Tierfett vermischt.
Zur Entfernung von Warzen werden mehrere Nadeln des Baumes sternförmig angeordnet unter die Warze geschoben (wie bei Acacia) Diese schrumpft ein und fällt nach ein paar Tagen ab.

Ipomoea pes-caprae – Morning Glory

Gebiete: Darwin, Gulf; wächst auf sandigen Küsten und Dünen.
Beschreibung: Schnellwachsende Kletterpflanze; dicke Bodenwurzeln; 14 Zentimeter große, ovale Blätter mit Einschnitt an der Spitze, mehrere trompetenförmige Blüten, violett bis lila.
Wirkung: Antihistaminikum, entzündungshemmend, blutstillend, antiseptisch, schmerzlindernd, juckreizlindernd.
Anwendung: Um einer Infektion vorzubeugen und den Schmerz von Rochen-, Quallen-, Insektensichen, Rheuma, Kopfschmerzen, kleinen Wunden, Schnitten und Schwellungen zu lindern, werden die Blätter auf heißen Steinen oder Sand erhitzt, bis sie braun sind, und auf die betroffene Stelle gedrückt. Dadurch werden Furunkel auf geweicht und der Eiterabfluß wird gefördert.
Gegen Krätze wird eine Handvoll Blätter in einem halben Liter Wasser eingeweicht und der ganze Körper mit der Flüssigkeit für eine Woche gewaschen. Ein Tee wird aus einer Handvoll Blätter in 1 Liter Wasser gekocht und gegen Husten und Erkältung getrunken, soll auch gegen Rheuma und allgemeine Müdigkeit helfen.
Gegen Geschlechtskrankheiten, als empfängnisverhütendes und abtreibendes Mittel wird die Pflanze samt Wurzel in Wasser gekocht und anschließend getrunken. Sehr potentes und beliebtes Heilmittel.

Litsea glutinosa – Native Bay Tree

Gebiete: Darwin, Gulf; auf Sand und Steinboden in Regenwäldern und im Dschungel.
Beschreibung: Bis zu 15 Meter hoher Baum; elliptische Blätter bis zu 18 Zentimeter lang, ledrig, glänzend, aromatisch; cremig weiße Blüten; Beeren rund, schwarz, hart.
Wirkung: Antibakteriell, entkrampfend.
Anwendung: Aromatische Blätter werden in der Hand zerdrückt und gegen Übelkeit inhaliert. Blätter werden mit Wasser zu einem Tee gekocht und getrunken, um Erbrechen vorzubeugen.
Dieselbe Flüssigkeit und erwärmte Blätter werden als Einreibemittel gegen Muskelschmerzen und Hautinfektionen benutzt.

Lysiphyllum cunninghamii – Native Bauhinia

Gebiete: Northern Territory, Barkley Tablelands, Queensland; in offenen Wäldern.
Beschreibung: 10 Meter hoher Baum; flechtige Rinde; kleine Blätter; rote, glockenförmige Blüten mit herausragenden Stempeln; große, flache dunkelrote Schoten.
Wirkung: Antiseptisch, fiebersenkend.
Anwendung: Ein 30 Zentimeter langes Stück Wurzel wird entrindet und in Wasser gekocht. Die Flüssigkeit wird gegen Krätze und Hautgeschwüre aufgetragen und soll die Erkrankung schon in wenigen Tagen heilen.
Gegen Erkältungsfieber und Kopfschmerzen wird ein 10 x 15 Zentimeter großes Stück innere Rinde in 1 Liter Wasser gekrümelt und aufgekocht. Dieser Tee wird oft und in kleinen Mengen getrunken und über den Körper gegossen.

Morinda citrifolica – Great Morinda Cheese Fruit

Gebiete: Darwin, Gulf; an Dschungelrändern, auf Sandböden in Küstengebieten.
Beschreibung: Bis zu 5 Meter hoher Baum/Strauch. Blätter sind dunkelgrün, groß, glänzend in gegenüberliegender Anordnung. Früchte sind kartoffelförmig und weiß, wenn reif, mit ananasähnlicher Oberfläche. Man erkennt sie gut an ihrem ranzig- käsigen Geruch.
Wirkung: Vorbeugend gegen Erkältungen.
Anwendung: Die unreife Frucht zerstoßen und gegen Hautgeschwüre auftragen.
Als Vorbeugung, aber auch als Behandlung von Erkältung, Grippe und Durchfall, wird die ganze reife Frucht gegessen.
Ein Getränk aus Blättern, eingeweicht in Wasser, wird gegen Durchfall eingenommen. Schon einmalige Behandlung soll eine Verbesserung des Zustandes bringen.
Die Great Morinda wird in vielen tropischen Ländern als Heilmittel mit großem Erfolg benutzt.

Pandanus spiralis – Screw Palm

Gebiete: Northern Territory, Victoria River; wächst an feuchten, sandigen Stränden, Dünen, Flußufern und sumpfigen Wäldern.
Beschreibung: Bis zu 10 Meter hohe Palme; vielfach gegabelter Stamm; Blätter lang, dünn und spitz, in spiralförmiger Anordnung; Früchte sehen etwa aus wie ein geschälter Granatapfel, sind aber hart und holzig, von orangeroter Farbe, etwa 8 Zentimeter im Durchmesser.
Wirkung: Antiseptisch, reiz- und schmerzlindernd.
Anwendung: Die weiße Basis von Blättern wird zerschnitten und gekocht. Alle festen Stücke werden vorsichtig ausgesiebt, und die Flüssigkeit wird als Augentropfen verwendet. Dieselbe Tinktur wird in hoher Konzentration auch gegen Hautgeschwüre aufgetragen.
Die weiße, fleischige Blätterbasis oder das weiße Innere der Palmenstengel wird roh gegen Zahnschmerzen und Wunden gekaut.
Gegen Magenschmerzen und Durchfall wird das Innere des Stammes von jungen Palmen gegessen.
Das weiße, innere Holz wird gepreßt, bis eine weiße Flüssigkeit austritt. Diese wird, mit Wasser vermischt, als Heilmittel gegen einen wunden Mund oder Hals gegurgelt und/oder getrunken.
Zwei Wurzelstücke von etwa 45 Zentimeter Länge werden in 2 Liter Wasser gekocht. Mit der Flüssigkeit wird zur Behandlung von Krätze und zur Fiebersenkung der Körper gewaschen.
Für die Anwendung gegen Rückenschmerzen siehe Eleocharis dulci.

Persoonia falcata – Geebung

Gebiete: Northern Territory, Queensland; weitverbreitet in offenen Wäldern auf Sand-und Kieselerde.
Beschreibung: Bis zu 6 Meter hoher Baum; lange, dünne Blätter; Blüten gelb, ähnlich der Hyazinthe.
Wirkung: Antiseptisch, gegen Durchfall, schleimlösend.
Anwendung: Gegen Durchfall und um Abhusten zu erleichtern (sogar bei Tuberkulose-Husten), wird ein Tee aus einer Handvoll Blätter und 1 Liter Wasser gekocht und eingenommen.
Zum selben Zweck werden auch die Blätter im Mund zerkaut und der

Saft geschluckt; Blattfasern werden jedoch wieder ausgespuckt.
Bei wunden Augen und bei Ohrenschmerzen werden das innere, weiße Holz und die Rinde geschürft und in Wasser gekocht oder eingeweicht. Die Flüssigkeit wird vorsichtig gesiebt, mit Muttermilch vermischt und als Augen- und Ohrentropfen verwandt.

Pterocaulum serrulatum Apple Bush – P. sphacelatum Daisy

Gebiete: Gulf, Darwin, Queensland; weitverbreitet auf vielen Bodenarten.
Beschreibung: Bis zu 1 Meter hohes, distelartiges Kraut; lange behaarte, gezahnte Blätter; Blüten sind haarige Knöllchen; sehr aromatisch.
Wirkung: Antiseptisch, schleimlösend.
Anwendung: Bei Erkältung werden die Blätter in der Hand zerdrückt und das Aroma inhaliert, oder die Blätter werden einfach zu einem kleinen Ball gerollt und in die Nasenlöcher gestopft.
Für Erkältungen und Grippe wird ein Aufguß aus den Stengeln und Blättern der Pflanze hergestellt und über den Körper gegossen – wirkt ebenfalls gegen Hauterkrankungen wie Pilzinfektionen, Krätze, Geschwüre und kleine Schnitte. Der noch heiße, dampfende Aufguß wird in einem Eimer zur Inhalation in das Zimmer des Kranken gestellt, kann jedoch auch als Tee gegen Halsweh getrunken werden.

Spinifex longfolius – Spinifex

Gebiete: Darwin, Gulf; auf Strand- und Dünensand.
Beschreibung: 1 Meter hohes Gras; lange Blätter, an den Knoten verzweigend; endet in großen runden Büscheln.
Wirkung: Antiseptisch, schmerzlindernd.
Anwendung: Der Saft aus jungen Sprößlingen wird als Tropfen gegen wunde Augen verwendet.
Bei entzündeter Mundschleimhaut werden die jungen Sprößlinge zerkaut und im Mund herumgespült.
Eine Handvoll junger Sprößlinge wird zerstückelt und in Wasser gekocht. Dieser Tee wird zweimal täglich gegen innere Schmerzen eingenommen. Mit der Restflüssigkeit wird der Körper gewaschen, ist auch wirksam gegen entzündete Hautgeschwüre und Verbrennungen.

Sterculia quadrifida – Peanut Tree

Gebiete: Darwin, Gulf; in Regen- und Küstenwäldern, auf tiefen Sandböden und felsigen Abhängen.
Beschreibung: Ca. 15 Meter hoher Baum; feine rauhe Rinde; bis zu 15 Zentimeter lange, herzförmige Blätter, hellgrün, glänzend; lange Schoten, hellrot, wenn reif, mit 4–6 schwarzen, olivenförmigen Kernen, wenn reif.
Wirkung: Entzündungshemmend, blutstillend.
Anwendung: Die innere Rinde wird fein geschabt und mit etwas Wasser vermischt. Alternativ kann man die Rinde auch einfach einweichen und die Flüssigkeit aus der Rinde ausdrücken. Nachdem die Flüssigkeit vorsichtig gesiebt ist, wird sie mit Süßwasser oder besser mit Muttermilch vermischt und bei entzündeten Augen und Ohren als Tropfen angewandt.
Blätter werden über dem Feuer erhitzt, bis sie leicht braun sind und auf Stiche und Bisse gelegt.
Zerdrückte Blätter werden auf blutende Wunden gelegt. Die blutstillende Wirkung soll schon nach wenigen Minuten eintreten.

Terminalia carpentariae – Wild Peach Red Cement Tree

Gebiete: Darwin, Gulf, Victoria River; hauptsächlich auf Sandstein in Regenwäldern.
Beschreibung: 12 Meter hoher Baum; feinnarbige, graubraune Rinde, ovale, ledrige Blätter, bis zu 15 Zentimeter lang; 3-4 mm kleine, cremefarbene Blüten; bis zu 3,5 Zentimeter große, runde Schoten mit einem Kern.
Wirkung: Antiseptisch, gewebestraffend.
Anwendung: Auf müde, geschwollene Füße wird der rote Harz im Inneren der Rinde gerieben.
Die weiche, klebrige innere Rinde wird auf juckende Haut und Hautgeschwüre gerieben. Früher wurde sie auch gegen lepröse Geschwüre verwendet.
Um das allgemeine Wohlgefühl zu steigern, wird die innere Rinde zerklopft und mit etwas Wasser eingeweicht. Es entsteht eine dickflüssige

Paste, die auf den ganzen Körper geschmiert wird und für einen Tag dort einwirkt. Diese Anwendung strafft die Haut und erhöht den Muskeltonus.

Tinospora smilacina – Snake Vine

Gebiete: Darwin, Gulf, Barkley Tablelands, Mittlerer Norden; rankt sich schlangenartig um Bäume.
Beschreibung: Rankengewächs; korkartige Rinde; mittelgrüne, dreieckig abgerundete Blätter, ca. 10 Zentimeter lang; eichelförmige Früchte, orangerot, wenn reif.
Wirkung: Schmerzlindernd, fiebersenkend, antibakteriell, Zugmittel.
Anwendung: Die Blätter werden über dem Feuer leicht erhitzt, bis sie leicht braun sind und auf entzündete Hauterkrankungen und Verletzungen gepreßt, um Eiter zu ziehen und die Entzündung auszuheilen. Warme Blätter werden weichgeklopft und mit Ästen gegen Kopfschmerzen um den Schädel gebunden.
Gegen schwere Erkältungen werden die Blätter gekaut und der Saft geschluckt. Die Äste werden entblättert, damit das Harz austritt, und die harzigen Äste werden um den Bauch gebunden, um Bauchschmerzen zu lindern.
Die Stämme werden entastet, über Feuer erhitzt und kurz in feuchtem Sand eingegraben. Die Rinde wird dadurch weich und sehr klebrig und wird so um geschwollene Verletzungen, schmerzende Gelenke und Gliedmaßen gebunden.
Das Harz wird auf schmerzende Geschwüre aufgetragen.
Die Wurzeln werden gekocht und zerstampft und (evtl. auch mit Kakerlakenstücken) auf schmerzende Bisse und Stiche, vor allem die von Meerestieren, als Breiumschlag aufgetragen, um Schmerzen zu lindern.
Dies ist eine sehr wirksame und oft angewendete Heilpflanze.
(Wildpflanzenextrakte in Form von kristallierten Harzen, Wurzeln, Rindenbestandteilen, Tees, Blättern oder Blütenessenzen können über »Kneipp Cure« angefordert werden, Adresse s. u.).

Buschblüten – sanfte Helfer

Bin ich allein, kann ich die Blumen wirklich sehen. Ich kann mich ihnen ganz widmen und spüre ihre Anwesenheit. MAY SARTON

Die Anwendung der heilenden Energien von Blütenessenzen ist in allen Kulturen zu finden. Auch auf dem australischen Kontinent strahlen eine Vielzahl von blühenden Pflanzen Kraft und heilbringende Lebensenergie aus. Diese kann durch das Herstellen von Blütenessenzen auch heilenden Einfluß auf das Gemütsleben eines Menschen haben. Die Buschblütenessenzen wirken dabei als kraftvolle Katalysatoren bei dem intuitiven Wunsch, das Bewußtsein zu klären, kreative Fähigkeiten zu verstärken sowie Gleichgewicht und Seelenfrieden zu finden. Sie helfen, negative Denkmuster zu lösen und innewohnende positive Qualitäten wie Liebe, Verständnis, Toleranz usw. zu wecken. Buschblütenessenzen helfen dem Menschen, aus sich selbst heraus heil zu werden, indem sie es ermöglichen, die netzwerkähnlichen Verstrickungen des eigenen Schicksals zu erkennen und zu begreifen. Sie lichten den Nebel und verleihen zunehmend einen klaren Blick für den eigenen Plan des Lebens und ermöglichen es, den Zweck und das Ziel zu begreifen. Sie geben Mut und Vertrauen, die nötigen Schritte vorwärts zu tun, um auf den persönlichen Lebensweg zurückzukehren.

Heilen mit Blüten bei den Aborigines

Die Aborigines erkannten schon vor Tausenden von Jahren die vitalisierende Kraft der Blüten. Sie aßen diese jedoch frisch aus der Sonne gepflückt, direkt so, wie sie waren. So profitierten sie sowohl von der gespeicherten Sonnenenergie als auch von dem Nährwert der Pflanze. Oft aßen sie die ganze Pflanze sogar gleich mit. Das Essen der Blüten wurde bei vielen Aborigines-Stämmen als ein besonderes Ritual betrachtet. Besonders bei emotionalen Problemen, Gefühlsstörungen

und innerem Ungleichgewicht nahmen sie die Heilschwingungen der Blüten in sich auf, indem sie diese nach den Anweisungen der Kräuterfrauen aßen.
In den letzten Jahrhunderten ging ein großer Teil des Wissens um die Heilkraft der Blütenessenzen verloren, bis sie vom Pionier der modernen Blütenessenzen Dr. Edward Bach (1886-1936) wiederentdeckt und in einem umfassenden Lebenswerk ausführlich untersucht und niedergeschrieben wurden. Über die Funktion der Blütenessenzen schrieb Bach zusammenfassend: »Sie erhöhen unsere vitale Schwingungskraft, sie verbessern unsere spirituelle Aufnahmefähigkeit, sie lassen uns unsere Fehler fortspülen, sie führen uns näher zu uns selbst und bringen uns Frieden und Linderung unserer Leiden. Sie heilen nicht dadurch, daß sie Krankheiten bekämpfen, sondern durch die herrlichen Schwingungen unseres höheren Selbst, das jede Erkrankung dahinschmelzen läßt wie Schnee in der Sonne ...«

Die Besonderheit der Buschblüten

Bei der Erforschung der Heilwirkung weiterer Blütenessenzen gelang es dem australischen Naturforscher und Heilkundigen Ian White, in Analogie zu den europäischen Bachblütenessenzen auch Heilkräfte australischer Buschblütenessenzen zu definieren. Aus seinen Erfahrungs- und Forschungsberichten stammt zum überwiegenden Teil das Wissen über die Wirkungsweise der Buschblüten. Er stellte fest, daß diese sehr schnell und tief eine außergewöhnliche Kraft entfalten. Dabei basiert das Grundprinzip ihrer Kraft auf dem Wissen, daß wirkliche Heilung bei jeder Krankheit erst dann eintritt, wenn das emotionale Gleichgewicht tiefgreifend wiederhergestellt ist. Dabei liegt einer der Effekte dieser Essenzen darin, daß man den Mut hat aufzustehen, um das zu tun, was man wirklich und ehrlich will, und von dem man weiß, daß es so gut und richtig ist.
Ähnlich wie bei unseren Sagen wurden in Australien Geschichten aus der Traumzeit von den Aborigines über Generationen weitererzählt. Sie liefern sinnbildlich einen Ansatz zum Verständnis der überlieferten Heilwirkung der Blütenessenzen. Ein Beispiel einer typischen Geschichte aus der Traumzeit soll dies deutlich machen. Es betrifft die wunderschöne Blume Waratah, über die Ian White folgendes erzählt:

»Vor langer Zeit gab es eine wunderschöne Frau mit dem Namen Krubi. Sie und ihr Stamm lebten im Buragorang Tal. Man erkannte sie leicht an ihrem einzigartigen Gewand, das sie aus dem roten Leder eines Felswallabys hergestellte hatte. Geschmückt war es mit den roten Kämmen des Gang-Gang-Kakadus. Nichts Schöneres gab es in der Welt als diesen Mantel. Krubi liebte einen jungen Mann ihres Stammes und erwartete ihn Tag für Tag am höchsten Punkt der Gegend von der Jagd zurück. Das erste, was er dann sah, war der rote Umhang. Und das war es, wonach er sich sehnte.
Eines Tages mußten die Männer des Stammes in den Krieg ziehen, und Krubi war sehr traurig und aufgeregt. Jeden Tag stand sie auf ihrem Felsen und erwartete die Rückkehr ihres Liebsten, während sie in der Ferne die Schreie des Kampfes hörte. Nach Tagen kamen die Männer zurück, doch ihr Geliebter war nicht dabei. Sieben Tage lang wartete sie auf dem Felsen in der Hoffnung, daß er doch noch käme. In dieser Zeit weinte sie sehr viel und ihre Tränen bildeten Flüßchen im Sandstein. Von ihren Tränen befeuchtet entstanden neue Pflanzen wie Boroniea Eriostemon und Bush Fuchsia. Nach sieben Tagen begab sie sich zum Schlachtfeld, fand aber keine Spur ihres Geliebten. So kehrte sie auf den Sandsteinfelsen zurück und übergab sich dem Tod. Als ihr Geist einen Riß im Sandstein durchquerte, kam an dieser Stelle die schönste aller australischen Pflanzen mit einem festen, geraden Stengel hervor. Ihre Schönheit war vollkommen, genau wie die des Mannes, für den Krubi gestorben war. Die Blätter der Pflanze waren gezahnt und gepunktet, genau wie sein Speer. Die Blüte war von durchdringenderem Rot als jede andere, und genau wie ihr roter Mantel konnte sie schon von weitem gesehen werden.«
Die Blütenessenz der Waratah hilft, Traurigkeit und Verzweiflung zu bewältigen und Hoffnung und Vertrauen zurückzugewinnen. Schon vielen, die an Selbstmord dachten, konnten diese Blüten helfen.
Der Versuch, hier wissenschaftliche Erklärungskonzepte zu formulieren oder gar chemische Wirkungsnachweise zu erbringen, ist von vornherein zum Scheitern verurteilt, so daß nur der Glaube an das überlieferte Wissen und die positiven Erfahrungen für die Wirksamkeit einstehen.
Heute wissen wir, daß Blüten mit ihren bezaubernden Düften, Formen und Farben nicht nur die schönste Ausdrucksform der Pflanzen sind,

sondern auch Schwingungen und Energien aussenden, die heilende Wirkungen entfalten. Mit Farbe und Form reflektieren die Blüten bestimmte Schwingungsfrequenzen des Lichtes. Mit Hilfe sensibler und doch einfacher Verfahren können wir diese Energien einfangen und zur Harmonisierung für Menschen, Tiere und Pflanzen einsetzen.

Die Stepanov-Methode

Im Unterschied zu Edward Bach, der abgeschnittene Blüten in eine Wasserschale legte, empfehle ich bei der Verwendung von australischen Buschblüten die Stepanov-Methode. Sie wurde von Harald Tietzes Lebensgefährtin Jutta Stepanov ist aus meiner Sicht die einzige Methode, die wirklich die lebendige Kraft der Pflanze beinhaltet.

Jutta befaßt sich schon seit Jahren mit Blütenessenzen und arbeitet wie die Aborigines mit der lebendigen Blüte sowie auch mit anderen Pflanzenteilen direkt an der Pflanze, aus der sie Essenzen gewinnt.

Dies geschieht über spezielle teilverschraubbare Gläschen, die für 24 Stunden direkt an die Blüte angehängt werden. Durch die Sonnen- und später Mondeinstrahlung »schwitzen« die Blüten innerhalb eines Tages bis zu 8 Gramm reine Uressenz aus.

Die Stepanov-Methode hat folgende Vorteile:

◇ Durch das direkte Arbeiten an der lebenden Pflanze brauchen die Blüten nicht abgeschnitten zu werden. Die Urkraft oder, wie die Chinesen schon seit Jahrtausenden wissen, die Qi-Energie der Pflanze kann so weiter zirkulieren und übertragen werden. Die Schwingungen der Pflanzenteile sind dementsprechend lebendig und nicht in der Phase des Absterbens.

◇ Während abgeschnittene Blüten keine oder nicht meßbare Bestandteile abgeben, geben die Blüten bei der Stepanov-Methode echte Ur-uressenzen ab und zwar in klar meßbaren Mengen, die zwischen 1/2 und 8 Gramm pro 24 Stunden liegen.

◇ Während die Wahl des richtigen Wassers zur Herstellung der ursprünglichen Bach-Essenzen ein echtes Problem darstellt, liefert die Pflanze bei der Stepanov-Methode das Wasser selbst als äußerst spezifische, lebendige und vollkommen reine Uressenz.

◇ Bei der Stepanov-Methode werden ausschließlich Wildpflanzen »angezapft«. Angelehnt an das Wissen der Aborigines geht Jutta Stepanov davon aus, daß jede Pflanze ihren individuellen Platz dort gefunden hat, wo keine andere Pflanze wachsen konnte. An diesem Platz, in vollkommen natürlicher Umgebung hat sich ihre Naturkraft in perfekter, reiner Form manifestiert. Nur von diesem Platz aus kann sie die Urenergie voll entfalten und weitergeben. Auf kulturellen Anbau wurde daher konsequent verzichtet. (Das bedeutet, daß die Essenzen aus allen Teilen Australiens entsprechend der Herkunftsorte der Buschpflanzen gesammelt werden müssen.)

Nach der Stepanov-Methode werden übrigens auch Essenzen aus Blättern, Zweigen und Rinde gewonnen. Dies hat sich besonders bei der Papaja (s. o.) als sehr wirkungsvoll herausgestellt.

Buschblüte	**Charakteristika**	**Wirkung**
Swamp Banksia (Banksia robur)	Frustration; Mutlosigkeit; Ausgebranntsein; Enttäuschung	steigert Lebensfreude, Mut und Vertrauen
Bauhinia (Lysiphyllum cunninghamii)	Starrheit; Unflexibilität; Weigerung, Veränderungen zuzulassen	steigert Flexibilität, Neugier, Akzeptanz und Offenheit
Billy Goat Plum (Planchonia careya)	Selbstverachtung; Gefühl, schmutzig zu sein; körperliche Abscheu, auch vor Sex	Annehmen des eigenen Körpers, Genuß von Sex, sich selbst annehmen.
Black-Eyed Susan (Tethrateca ericifolia)	in Eile, immer zu viele Dinge gleichzeitig tun, Unfähigkeit zu warten, stetig hoher Energieverbrauch, ewiger Lebenskampf, Streß	innere Ruhe und Gelassenheit, Geduld und Frieden

Buschblüte	Charakteristika	Wirkung
Boronia (Boronia ledifolia)	Festhalten an alten Gedanken, innere Unruhe, Verletztsein, gebrochenes Herz	innerer Frieden, Loslassen der Vergangenheit, Verzeihen, Klarheit und Losgelöstheit des Geistes, Gelassenheit
Bottlebrush (Callistemon linearis)	größere Lebensveränderungen	leichterer Umgang mit den Veränderungen des Lebens, sich mit dem Neuen weiterentwickeln, aufräumen mit Altem
Bush Fuchsia (Epacris longiflora)	Nervosität, Stottern, Konzentrationsstörungen, Lernstörungen, Entwicklungsstörungen	Mut zu deutlichem und klarem Ausdruck, Ichfindung
Bush Gardenia (Gardenia megasperma)	Unaufmerksamkeit dem Partner gegenüber, Egozentrik, Beziehungskampf	Achtung und Respekt dem Partner gegenüber, verbesserter Umgang miteinander, wiedererwecktes Interesse aneinander
Bush Iris (Patersonia longifolia)	übermäßiger Lebenskonsum, materielle Verfangenheit, Exzesse, Todesangst	Erleichterung beim Sterben, spirituelles Interesse, Entwicklung höherer Wahrnehmungsebenen
Crowea (Crowea saligna)		Vertrauen, Lebensfreude, Freizügigkeit, Herzlichkeit

Buschblüte	Charakteristika	Wirkung
Dagger Hakea (Hakea tereti-folia)	nicht vergeben können; unterdrückter Ärger; Verbitterung und Groll	verzeihen können, Achtung, Verständnis und Respekt dem anderen gegenüber
Dog Rose (Bauera rubioides)	Unsicherheit, Schüchternheit, Furcht im Dunkeln, Angst	Selbstvertrauen und Mut, Optimismus
Five Corners (Styphelia trif-lora)	Lebensphase niedriger Selbstachtung und persönlicher Ablehnung, fehlendes Selbstwertgefühl und Selbstvertrauen, sich selbst nicht akzeptieren	Dankbarkeit der Schöpfung gegenüber, »Ich bin eine göttliche Ausdrucksform des Lebens«, fröhliche Zuversicht, Gelassenheit und Selbstvertrauen, Lebenskraft
Flannel Flower (Actinotus helianthi)	Aversionen gegen Nähe und körperlichen Kontakt, Platzangst,	fördert körperlichen Ausdruck, erhöht Vertrauen und Sensibilität, fördert die Fähigkeit, Sanftheit in der Berührung wahrzunehmen
Fringed Violet (Thysanotus tuberosus)	Schock, psychisches Trauma, gestörtes seelisches Gleichgewicht	schützt vor Unruhe durch äußere Ereignisse, löst die Nachwirkungen schlimmer Ereignisse, bringt Ruhe und Gleichgewicht

Buschblüte	Charakteristika	Wirkung
Grey Spider Flower (Grevillea buxifolia)	lähmende Angst und Entsetzen, Schock	Innere Ruhe, Vertrauen, neue Lebenskraft und neuer Lebensmut
Hibbertia (Hibbertia pendunculata)	übertriebener spiritueller Eifer, fanatische Selbstverbesserungsversuche, ständige Unzufriedenheit, extreme Selbstdisziplin	Zufriedenheit mit dem eigenen Wissen, zunehmendes praktisches Umsetzungsvermögen
Illawara Flame Tree (Brachychiton acerifolius)	Unvermögen, verborgene Fähigkeiten zu nutzen; Angst vor der Verantwortung; sich im Stich gelassen fühlen; Angst, zurückgewiesen zu werden	Ichstärke, Vertrauen, Selbstsicherheit
Isopogon (Isopogon anethifolius)	Vergeßlichkeit; Unfähigkeit, aus Vergangenem zu lernen; Gefühl der Trennung von Kopf und Herz	Verbessertes Erinnerungsvermögen und Fähigkeit, aus Vergangenem zu lernen, Toleranz und Gelassenheit
Jacaranda (Jacaranda mimosaefolia)	Zerstreuung; Ungeduld; häufiger Wohnungs-, Arbeits-, Partnerwechsel	Ruhe, Stetigkeit, Harmonie, Entschlossenheit, sich in seiner Mitte finden
Kangaroo Paw (Anigoyanthos manglesii)	Naivität, Taktlosikgkeit, Unaufmerksamkeit, Unbeholfenheit	Freundlichkeit, respektvoller Umgang, Wertschätzung dem anderen gegenüber, Wohlwollen

Buschblüte	Charakteristika	Wirkung
Kapok Bush (Cochlospermum fraseri)	Schwermut, Resignation, Entmutigung, Schwäche, Hoffnungslosigkeit	verstärkte Durchhaltefähigkeit; Mut, Entschlossenheit und Ausdauer; Hilfsbereitschaft
Little Flannel Flower (Actinotus minor)	Verpaßte Kindheit, Verleugnung des Kindes in sich, übertriebene Ernsthaftigkeit, mangelnde Lebenslust	Aufgeben innerer Begrenzungen, Sorglosigkeit, Verspieltheit und unbekümmerte Lebensfreude
Macrocarpa (Eucalyptus macrocarpa)	Erschöpfung, Niedergeschlagenheit, Ausgebranntsein, Müdigkeit	neue Lebenskraft und Energie
Mountanin Devil (Lambertia formosa)	Wut, Haß, Eifersucht, Argwohn	Nächstenliebe, Toleranz, Vergebung, Achtung vor dem Schicksal anderer
Mulla Mulla (Ptilotus atripicifolius)	Angst vor Hitze und Feuer; durch Hitze und Feuer bedingtes Trauma	toleranter, leichter Umgang mit Hitze und Feuer
Old Man Banksia (Banksia serrata)	Schwerfälligkeit, Müdigkeit, Entmutigung, Frustration, allgemeine Trägheit	neues Interesse am Leben, Vitalität und Lebenskraft
Paw Paw (Carica papaya)	Entscheidungsunfähigkeit; Unfähigkeit, Probleme zu bewältigen	schärft Verstand und Intuition, verbessert Zugang zu höherem Selbst und zur schöpferischen Kreativität, bringt erwünschte Klarheit in alle Ding

Buschblüte	Charakteristika	Wirkung
Peach-Flowered Tea Tree (Leptospermum squarrosum)	Fehlendes Durchhaltevermögen, schnelle Langeweile und Interesselosigkeit	Vertrauen in den Körper; ausgeglichene, verantwortungsvolle Einstellung gegenüber der eigenen Gesundheit; die Dinge mit Interesse und Ausdauer zu Ende führen können
Philotheca (Philotheca salsolifolia)	mangelnde Fähigkeit, Lob und Geschenke freudig anzunehmen; geringes Selbstwertgefühl	Liebe, Lob und Anerkennung ehrlich dankbar annehmen zu können, »Ich habe es verdient.«, »Ich bin es wert«
Red Grevillea (Grevillea speciosa)	Überempfindlichkeit bei Kritik, übersensibel, zu vertrauens- und redselig anderen gegenüber	Gelassenheit gegenüber dem Denken anderer, Fähigkeit zur Abgrenzung, Zutrauen zu sich selbst
Red Helmet Orchid (Corybas dilatatus)	Egozentrik, Verbohrtheit, Kritiksucht, hitzköpfiger und rebellischer Umgang mit anderen	Rücksicht und Respekt dem anderen Gegenüber, Verständnis und Sensibilität dem Denken und Handeln anderer gegenüber
Red Lily (Nelumbo nucifera)	träumerisches Wesen, Konzentrationsschwäche und übertriebene Gelasssenheit, Alles-egal-Gefühl	konzentriert in der Gegenwart leben und erleben, geerdet sein

Buschblüte	Charakteristika	Wirkung
She oak (Casuarina glauca)	Unfruchtbarkeit bei Frauen, gestörtes hormonelles Gleichgewicht	Stabilisierung des psychischen und körperlichen Gleichgewichts, Erhöhung der Fruchtbarkeit
Silver Princess (Eucalyptos caesia)	Lustlosigkeit und Ziellosigkeit, Antriebslosigkeit, fehlender Überblick	Motivation; zielgerichtetes Denken und Handeln; Mut und Entschlossenheit, neu zu beginnen
Slender Rice Flower (Pimelea linefolia)	übertriebener Ehrgeiz, Eifersucht, mangelnde Demut und Bescheidenheit	Harmonie, göttliche Demut, innerer Frieden
Southern Cross (Xanthosia rotundifolia)	Negative Ausstrahlung durch Opfermentalität und Märtyrertum, Gejammer, chronische Unzufriedenheit	positive Ausstrahlung, Selbstbewußtsein durch Zuversicht und Vertrauen in das eigene Schicksal
Spinifex (Triodia species)	Immunschwächekrankheiten, körperliche Mißempfindungen	körperliche Stärkung
Sturt Desert Pea (Clianthus formosus)	Schmerz durch Verletzung, tiefe Traurigkeit, Unbestimmtheit und Unentschlossenheit in wichtigen Dingen	zunehmende Fähigkeit, die schmerzhaften Erinnerungen loszulassen und zu neuem Lebensmut zu finden

Buschblüte	Charakteristika	Wirkung
Sundew (Drosera spathulata)	Unaufmerksamkeit für die kleinen Freuden des Alltags, mangelnde Konzentration, Bindungsangst, Unbestimmtheit und Unentschlossenheit in wichtigen Dingen	konzentrierte Aufmerksamkeit für das Hier und Jetzt, Dankbarkeit für den Augenblick
Sunshine Wattle (Acacia terminalis)	Unfähigkeit die Vergangenheit loszulassen, bei gleichzeitiger Angst vor der Zukunft; die Gegenwart nicht leben können	die Schönheit des Augenblicks genießen können, Optimismus in allen Dingen
Tall Yellow Top (Senecio magnificus)	Eigenbrötlertum, Einsamkeit und selbstauferlegte Isolation	mit Interesse und Toleranz auf andere zugehen, Gefühl der Zugehörigkeit
Turkey Bush (Calytrix exstipulata)	Blockierungen von Energie und Kreativität, kein Vertrauen in die eigene Schöpfungskraft	Erwecken von Kreativität, gestärkte Inspiration durch Lösen von Energieblockaden
Waratah (Telopea speciosissima)	tiefe Zerrüttung und Verzweiflung; Gefühl von Sinn- und Hoffnungslosigkeit; tiefe Traurigkeit, z.B. über den Verlust eines geliebten Menschen	neuer Lebensmut, Ausdauer und Vertrauen in das Leben

Buschblüte	Charakteristika	Wirkung
Wedding Bush (Ricinocarpus pinifolius)	Bindungsangst; Angst vor Verantwortung und Verpflichtungen	Vertrauen in den Partner, bessere Beziehungsfähigkeit, tiefere Hingabe zum Parnter
Wild Potato Bush (Solanum quadriloculatum)	Niedergeschlagenheit und Frustration durch körperliche Einschränkungen	neue Lebendigkeit und Lebenskraft, mit Ausdauer an sich arbeiten
Wisteria (Wisteria sinensis)	sexuelle Lustlosigkeit, allgemeine Probleme in der Sexualität, insbesondere nach sexuellem Mißbrauch in der Jugend	Freude und Offenheit in Liebe und Sexualität
Yellow Cowslip Orchid (Caladenia flava)	Überkritisches Verhalten, Pingeligkeit, Blick für das Kleine	Toleranz, Offenheit, Mitgefühl, konstruktives Denken

Indikationsregister der wichtigsten Buschblüten

Indikation	Blütenessenzen
Mutlosigkeit, Frustration, Verzweiflung, körperliche Schwächen, Erschöpfung	Sunshine Wattle, Waratah, Wild Potatoe Bush, Swamp Banksia, Karpok Bush, Makrocarpa, OldMen Banksia, Silver Prinzess, Spinifex
Wut, Groll, Verbitterung, Mißtrauen	Dagga Hakea, Mountain Devil

Indikation	Blütenessenzen
Angst, Unsicherheit, Schüchternheit, Wankelmütigkeit	Bluebell, Bush Iris, Dog Rose, Flanell Flower, Fringent Violet, Craze Spider Flower, Ilawara Flametree, Yacaronda, Mulla Mulla
Unruhe, Ungeduld, ewiger Kampf, ständige Sorgen, Mangel an Durchhaltevermögen, Ziellosigkeit	Black Eyed Susan, Crowea, Peach Flowered Teatree
Traurigkeit, quälende Gedanken, gebrochenes Herz, Einsamkeit, seelische Verletzung	Boronia, Stuart Desert Pea, Tall Yellow Top
Beziehungs- und Kommunikationsprobleme, emotionale Blockaden, absterbende Liebe, Kritiksucht	Yellow Cow Slip Orchid, Bush Gardenia, Cangero Paw, Wedding Bush, Red Helmet Orchid, Spender Rice Flower
Abscheu und Widerwillen gegen Sexualität	Billy Goat Plum, Wisteria
Widerwillen gegen Veränderungen, Überlastung durch anstehende Entscheidungen, Unentschlossenheit	Bauhinia, Bottle Brush, Paw Paw, Red Lily, Sundew, Sunshine Wattle
Geringes Selbstvertrauen, geringes Selbstwertgefühl, Unfähigkeit, Anerkennung anzunehmen	Southern Cross, Stuart Desert Rose, Turkey Bush, Five Corners, Hibbertia, Philotheca, Red Grevillea
Schlechtes Gedächtnis, Unfähigkeit, aus der Vergangenheit zu lernen	Isopogon

Maximal drei Blütenessenzen können zusammengemischt werden.

Transformationsübungen für die Traumzeit

In diesem Kapitel möchte ich Ihnen eine Reihe von Meditations- und Transformationsübungen vorstellen, wie sie bei den Aborigines angewandt werden, um in Verbindung mit der Schöpferkraft zu treten. Sie ermöglichen es, in die Zeit des Traumes einzutreten, um dort Gesundheit und Lebenskraft ebenso zu tanken, wie auch Antworten auf drängende Fragen zu bekommen.
Viele dieser Übungen lassen sich besonders gut in der Gruppe durchführen, andere sind wiederum eher geeignet, sie alleine an einem ruhigen Ort (möglichst direkt in der Natur) durchzuführen.

»Summende-Biene«-Zeremonie

Diese Zeremonie ist ähnlich wie die sogenannte Humming-bee-Zeremonie der Indianer Nordamerikas. Die Beteiligten setzen sich gelassen (keine verkrampften asiatischen Stellungen) im Kreis auf die Erde und halten sich gegenseitig an den Händen. Gemeinsam wird im Bienenton gesummt. Man summt sich so in tiefe Meditation, was noch dadurch verstärkt wird, daß nach einer kurzen Zeit die klangvollen Schwingungen der einzelnen Beteiligten zu einer einzigen Schwingung zusammenschmelzen. Dadurch wird es auch weniger Meditationsgeübten leichter gemacht, mit in den Traum einzutauchen. Für jeden Teilnehmer wird diese Zeremonie zu einem unvergeßlichen Erlebnis, je mehr es gelingt, mit einem offenen Herzen voller Liebe zu sich selbst und den anderen Anwesenden in die Meditation hineinzugehen.
Ich selbst habe es oft erlebt, wie einzelne nach der Meditation von der reinen Liebe, die sie in der Gruppe gespürt haben, so gerührt waren, daß sie vor Freude geweint haben und am liebsten noch eine ganze Kiste von diesem Gefühl mit nach Hause genommen hätten – so rein und anspruchslos war die Liebe, die sie bekommen hatten.

Schwitzhüttenzeremonie – Sweat-lodge

Sie wurde in den letzten Jahrzehnten von den Indianern Nordamerikas übernommen und wird erst seit der Kolonialisierung von einigen Stämmen angewandt. Man kann sie auch als Schwitzhüttenzeremonie bezeichnen. Diese Zeremonie ist ein Ritual des Gebets, der Reinigung und der Heilung. Sie findet meist bei Vollmond oder Neumond statt.
Die Schwitzhütte sieht aus wie ein kleines Iglu, das aus einem Gerippe von Baumästen besteht, über das meist Felle und Decken gelegt werden. In der Mitte der Hütte befindet sich ein Loch, in das heiße Steine gelegt werden. Durch das Aufgießen von Wasser und Kräutern entsteht ein Klima wie im Dampfbad. Das Feuer symbolisiert das männliche Prinzip, während die Hütte die Weiblichkeit, die Gebärmutter, Mutter Erde verkörpert.
Das gemeinsame Schwitzen soll Körper, Geist und Seele reinigen und miteinander in Harmonie bringen.

Geisthüttenzeremonie – Spirit-lodge

Die Geisthütte ist in der Schwitzhütte. Nach der körperlichen und geistigen Reinigung wird in der Schwitzhütte Kontakt zu den Ahnen oder den Schöpferwesen gesucht. Diese werden von dem Ältesten angerufen. Ted hat mir einmal eine kurze Geschichte erzählt, wo er mit seinem indianischen Freund Sun Bear an einer Geisthüttenzeremonie teilnahm und der große Geist persönlich zu ihm gesprochen hat.

Visionssuche in der Natur

Bei der Visionssuche geht der Mensch alleine hinaus in die Einsamkeit der Natur und verbindet sich mit ihr durch Meditation, um von ihrer Kraft zu schöpfen oder dort seine Bestimmung, seine Aufgabe und seinen eigenen spirituellen Weg zu finden. Bei der Steinmeditation wird z.B. ein intuitiv aufgegriffener Stein über Stunden von allen Seiten beobachtet, um aus der jeweiligen Gesteinsform symbolhafte, inspirierende Bilder, die entsprechend interpretiert werden können, zu entwickeln. Der Suchende kommt dabei seinem wahren Sein näher. Das verhilft ihm zu innerer Stärke und Harmonie.

Visionssuche in Kontemplation und Askese

Diese Art der Visionssuche ist mit einem längeren Aufenthalt, mindestens 3–4 Tage, an einsamen Plätzen der Natur verbunden. Im Idealfall sollte man sich, besonders dann, wenn man schwerwiegende Probleme in seinem Leben hat oder gar krank ist, für 3-4 Wochen in die Einsamkeit zurückziehen.

Die psychische Reinigung sollte einhergehen mit einer körperlichen Reinigung in der Form, daß man für diese Zeit nur reine, frische Naturprodukte zu sich nimmt. Dazu trinkt man lediglich Wasser oder ausgepreßte Fruchtsäfte. Man sollte auch all die Dinge zurücklassen, wie Schreibzeug, Tagebuch, Meditationskassetten, Kleider und andere Sachen, die uns als Krücken dienen, um uns von uns selbst abzulenken, Dinge von denen wir meinen, daß wir sie brauchen und ohne sie nicht leben wollen.

Die Einsamkeit und der Kontakt zur Natur und ihren lebenspendenden Schwingungen vermittelt Eindrücke der intensiven Wechselbeziehung zwischen der Natur und dem menschlichen Leben. Das spirituelle Leben der Natur ist von unserem nicht getrennt, es entsteht und vollzieht sich zu jeder Zeit aus den natürlichen und übernatürlichen Kräften der Erde. Die Einsamkeit wird anfangs sehr hart sein, man braucht viel Mut und Ausdauer, um diese Zeit durchzustehen. Am besten ist es, wenn der Ort so einsam gewählt wird, daß man sich von jemandem abholen lassen muß, um wieder zurückzukommen. Zu groß ist die Verlockung, in der Anfangsphase abzubrechen, wenn Angst, Selbstzweifel und Unruhe aufsteigen. Zu groß ist das Verlangen, sich von sich selbst wieder abzulenken .

Doch wer diese Zeit durchhält, wird mehr als reichlich belohnt. Glücksgefühle unvorstellbaren Ausmaßes, Selbstzufriedenheit, Selbstvertrauen und tiefer innerer Friede, gepaart mit kräftiger Gesundheit, sind der Lohn für die Zeit der Entbehrung.

Vielen Menschen ist es gelungen, auf diese Weise Klarheit in das Netzwerk ihrer schicksalhaften Verstrickungen zu bekommen, Klarheit, die falsche Selbstbilder, Erziehungsmuster und karmische Verhaftungen derart löste, daß sie sich von schwersten Krebserkrankungen befreien konnten. Ich selbst kenne mehrere Beispiele von Menschen, die ihren Krebs auf diese Weise besiegt haben.

In die Tiefe unseres Seins stoßen wir, wenn wir nach innen lauschen, um dort schließlich die Stimme zu vernehmen, die uns unsere Einheit mit Gott und dem Universum erspüren läßt. So können wir der Stimme allen Seins lauschen, der Stimme, die uns den Weg zu unserem (Seelen-)Heil weist. DALAI LAMA

Nächtliches Wachen

Das Durchwachen einer Nacht an einem heiligen Ort ist bei fast allen Naturvölkern, insbesondere während der Mitternachtsstunden, eine sich spirituell lohnende Handlung. Eine Nacht an einem Kraftplatz zu durchwachen, dabei zu beten, zu trommeln oder in individueller Form ungestört zu meditieren, ist eine ideale Methode, um inneren Frieden und innere Stärke zu entwickeln. Man kann an dem Tag zuvor fasten und bis zum Frühstück am nächsten Morgen nur Flüssigkeit zu sich nehmen. Sollte man nachts einschlafen, so ist dies nicht schlimm, vielmehr kann es sein, daß die positiven Schwingungen des so geehrten Kraftortes in wunderbare Träume hineinfließen, deren Interpretation viele neue Perspektiven vermitteln kann.

Trommel-Trance-Tanz

Der nach Bewußtseinserweiterung Suchende »reitet« auf monotonen Trommelrhythmen, die übrigens weltweit bei allen schamanischen Kulturen in etwa die gleiche Taktfrequenz haben, bei Dunkelheit (weil hier die Ablenkungen durch die normale Wirklichkeit am geringsten sind) in Verbindung mit tanzartigen Bewegungen und Singen in einen Trancezustand hinein.

Bei den Aborigines schlagen alle Beteiligten zusammen mit Klanghölzern, meist aus Eukalyptusholz, den Takt. Dies geschieht in der Traumzeit, jener kostbaren Zeit zwischen Dämmerung und Nacht, in der die Reise für den Geist am leichtesten ist. So findet die Gruppe gemeinsam den kollektiven Zugang in die geistige Welt. In vielen Kulturen nimmt er zusätzlich noch Kräuter, Pilze oder andere psychedelische Drogen ein, um den Trancezustand zu verstärken und noch höhere visionäre Bewußtseinsebenen zu erschließen. Dies ist bei den Aborigines in der Regel nicht der Fall. Auch ich bin der Ansicht, daß man sich aus eigener Kraft die Welt des Geistes und der Trance erschließen sollte. Trance bedeutet dabei jedoch nicht »wegtreten« oder »Kontrollverlust«, sondern im Gegenteil Klarheit, erhöhte Bewußtheit und Erkenntnisoffenheit. Durch den so herbeigeführten Trancezustand, wird die faßbare Gedankenwelt zunehmend abgeschaltet, um Kontakt mit den Tiefen des Ichs, mit der Intuition, der inneren Göttlichkeit, aufzunehmen. Trancezustände vermitteln daher Ausgeglichenheit, inneres Wachstum sowie Mobilisierung eigener Energiequellen.

Die Kraftplatzmeditation

Überall auf der Welt gibt es Orte, wo ungewöhnliche, bislang nicht erklärbare Naturkräfte herrschen. Ob man dies nun erhöhtem Geomagnetismus oder sich kreuzenden, z.B. elektrischen Linien zuschreibt, ist dabei völlig unbedeutend. Interessant ist jedoch, daß die Menschen in früherer Zeit, als sie noch in uneingeschränkter Harmonie zusammen mit der Natur lebten, ein weit besseres intuitives »Gespür« für Plätze besonderer Energie hatten.

So wurden heilige Plätze und Kultstätten in allen Kulturen an besonderen Orten errichtet. Plätze, an denen sich die Lebenskraft Qi, aus welchen Gründen auch immer, bündelt und ein angenehmes vitalisierendes Gefühl vermittelt. Es sind Orte, an denen sich Wahrnehmungen und Emotionen intensivieren und Stoffwechselvorgänge wie von selbst erneut in harmonischen Fluß geraten (z.B. Lourdes). Solch einen Platz sollte man versuchen zu finden, um dort zu meditieren (z.B. eine Kirche oder ein Kloster, s. auch spirituelle Reiseführer).

Die schamanische Reise

Eine derartige Reise kann nicht nur von Schamanen durchgeführt werden, um damit einen Patienten zu heilen, sie kann nach einiger Übung auch von jedem Laien selbständig durchgeführt werden, um die oben (vgl. Kapitel 7) beschriebenen, heilbringenden Erfahrungen zu machen, bzw. Informationen und Antworten auf anstehende wichtige Fragen zu bekommen (Vision Quest). Diese bekommt man auch, wenn der große Geist es für richtig hält...

Vorschlag für eine Reise in der Gruppe (oder alleine mit Trommelmusik):

◇ Verdunkeln Sie den Raum, und zünden Sie eine Kerze und evtl. Räucherstäbchen an. Legen Sie sich dann bequem auf den Boden, und schließen Sie die Augen.

- Wiederholen Sie in Gedanken mehrmals den Zweck Ihrer Reise.
- Der Trommler beginnt die Trommel zu schlagen
- Suchen Sie sich Ihren Eingang in die untere Welt, treten Sie ein, und rutschen Sie wie auf einer langen Rutsche durch einen Tunnel, bis Sie an seinem Ende in der anderen Welt wieder herauskommen.
- Wenn Sie sich etwas umschauen, wird irgendwann Ihr persönliches Krafttier auf Sie zukommen und Sie auf Ihrer Reise begleiten.
- Lassen Sie einfach geschehen, was Sie dort erleben.
- Wenn der Trommelrhythmus beginnt sich zu ändern oder wenn der Zweck der Reise erfüllt ist, lassen Sie sich von dem Krafttier zurück an den Tunnel bringen, und betreten Sie durch den Tunnel wieder die obere Welt. Ruhen Sie sich noch etwas aus, und lassen Sie die Eindrücke nachwirken.

Smudging

Hier werden zusätzlich Blätter von Bäumen, Kräuter oder Harz in einer Schale langsam, damit viel Rauch entsteht, verbrannt. Ähnlich wie bei den Weihrauchzeremonien in der katholischen Kirche werden die Dämpfe in diesem Fall mit einer Feder (am besten von einem Adler) zu den Beteiligten gefächelt. Der Rauch dient der körperlichen und geistigen Reinigung und steht häufig am Beginn einer schamanischen Reise. Meistens kommt Eukalyptus zur Anwendung, in den letzten Jahrzehnten jedoch auch Salbei oder Johanniskraut, die allerdings nicht traditionell zum Einsatz kamen, da sie erst später eingeführt wurden.

Traumreise

Schamanische Reisen können wie gesagt für vielerlei Zwecke unternommen werden, z.B. um Kraft und Frieden zu finden oder um Informationen für die weitere Lebensplanung zu bekommen. Meistens geht es jedoch um Neugier und die Suche nach spiritueller Weiterentwicklung und Wahrheit. Es geht darum, auf der Reise eine neue geistige Welt zu erkunden und dabei spirituelle Gesetzmäßigkeiten kennenzulernen, die uns selbst in Einklang mit dem Strom des Lebens zurückbringen können.

Die Aborigines glauben, Botschaften der Götterwesen würden ihnen in Träumen übermittelt. Daher besteht einer der spirituellen Dienste, den Schamanen und geistige Führer leisten, darin, den Träumern dabei zu helfen, ihre Träume zu verstehen.
Um einen Traum zu verstehen, kann man eine Reise machen, um den Traum nochmals zu träumen und sich dabei seiner Bedeutung bewußt zu werden, oder man kann in einer Gruppe diese Reise gemeinsam machen. Dazu erzählt man der Gruppe am besten zweimal hintereinander den Traum und gibt dann Antworten auf detaillierte Fragen.
Bei der dann folgenden Reise geht es darum, daß jeder den Traum so übernimmt, als wäre es der eigene. Der einzelne reist nicht, um herauszufinden, was der Traum für den Träumer aussagt, sondern was er für ihn bedeuten würde, wenn er anfangs selbst geträumt hätte.
Für den ursprünglichen Träumer kann es sehr spannend und informativ sein, anschließend zu hören, wie die anderen ihre Träume besprechen, da dies automatisch vielfache Interpretationsmöglichkeiten offenlegt.

Beobachtungsmeditation

Suchen Sie an einem feuchten Tag sorgfältig in Ihrer Umgebung nach einem Spinnengewebe. Beachten Sie jedes Detail Ihrer Umgebung, bis Sie ein Netz finden, in dem auch eine Spinne sitzt.
Dann beobachten Sie möglichst für mindestens 30 Minuten, wie die Spinne Stück für Stück mit größter Akribie und Sorgfalt ihr Netz spinnt. Die Beobachtung eines so komplizierten Vorgangs inmitten der Natur läßt den aufgewühlten Geist zur Ruhe kommen und schafft ein besonderes Band zwischen Ihnen und der Spinne als Symbol der Natur und somit der Schöpfung.

Kontaktmeditation

Machen Sie es sich zur Gewohnheit, täglich nicht nur die Farben der Natur zu studieren, nicht nur die Gerüche immer wieder wahrzunehmen, sondern berühren Sie mindestens dreimal pro Tag einen Teil der Natur, ohne ihn zu zerstören. Nehmen Sie ein Blatt oder einen Zweig in die Hand, oder lehnen Sie sich für einen Augenblick an den Stamm eines dicken Baumes. Der direkte Kontakt zur Natur wirkt belebend und kraftspendend.

Energiemeditation

Bei dieser relativ leichten und zugleich intensivsten aller Meditationsformen geht es darum, sich für die Schönheit der Dinge zu öffnen, die man unmittelbar vor Augen hat, und sich mit ihnen zu verbinden, um damit das Bewußtsein auf eine höhere Ebene zu befördern. Auf diese Weise kann die Verbindung zu dieser spirituellen Energieform verstärkt werden, wodurch wir selbst unsere eigenen Qualitäten auf dieses Objekt übertragen. So sehen wir in der Schönheit des Objekts unsere eigene Schönheit und Stärke, was uns wiederum ein Gefühl des Friedens und des Vertrauens vermittelt und den Körper mit Energie auftankt.

Setzen Sie sich an einem schönen Ort in der Natur, möglichst in der Morgen- oder Abendsonne, auf den Boden, und nehmen Sie eine bequeme Sitzhaltung ein. Richten Sie Ihre ganze Aufmerksamkeit auf die Schönheit einer wundervoll geformten Pflanze.

Lassen Sie dann Ihren Blick etwas verschwimmen, während Sie ihn auf die Konturen der Pflanze gerichtet halten. Erfassen Sie diese lebendige Ausdrucksform der Natur vor Ihren Augen mit aller Pracht. Atmen Sie die Schönheit der Pflanze regelrecht in sich hinein, und versuchen Sie, die Verbindung mit der Pflanze zu erspüren. Lassen Sie Ihren Körper beim Anblick dieser Schönheit wachsen. Spüren Sie die Lebensenergie, die die Pflanze Ihnen mehr und mehr zukommen läßt. Fahren Sie fort, die Energie der Pflanze zu absorbieren, und genießen Sie dies solange Sie können.

Machen Sie es sich zur Gewohnheit, feste Verabredungen mit der Natur zu treffen, um sich mit etwas besonders Schönem in der Natur zu verbinden.

Liebesmeditation

Erinnern Sie sich an ein Ereignis in Ihrem Leben, das von einem Gefühl grenzenloser Liebe durchströmt war. Die Geburt Ihres Kindes, ein Ereignis beim Auspacken eines Geschenks unter dem Weihnachtsbaum, ein Urlaub, der erste Kuß oder ähnliches. Versuchen Sie, sich intensiv an dieses Gefühl zu erinnern und es erneut wachzurufen. Gelingt es Ihnen, so lassen Sie dieses Gefühl wie einen warmen Lichtstrahl durch Ihren Körper wandern. Versuchen Sie, dieses Empfinden der Liebe am Leben zu halten. Duschen Sie jede Zelle Ihres Körpers mit diesem Gefühl und dem Gefühl des Glücks, das Sie zur gleichen Zeit in gleicher Weise durchströmt. Wenn Sie die Meditation beendet haben, versuchen Sie, ein Stück davon lächelnd mit in den Tag hineinzunehmen und von dieser Energie auch anderen Menschen etwas abzugeben. Bedenken Sie, daß die Liebe das einzige Geschenk ist, das einen reicher macht, je mehr man davon gibt.

Ich lernte, daß nichts unmöglich ist, wenn wir uns unserer inneren Führung anvertrauen, auch wenn sie uns durch die Umkehrung unserer Logik Angst macht. G. JAMPOLSKY

Anhang

Neun praktische Meditationssätze zur Befreiung des Geistes

Mein Herz ist erfüllt von Liebe und tiefem Frieden.

Ich lasse jetzt alles, was meine Weiterentwicklung behindert, los

und durchschreite die Veränderungen meines Lebens mit Leichtigkeit und voller Liebe im Herzen.

Ich lasse mich voller Vertrauen von meinem inneren Selbst führen und entdecke meinen eigenen Rhythmus.

Mit offenem Herzen, Mut und Kraft, stelle ich mich den Herausforderungen des Lebens.

Ich nehme meine innere Weisheit an und integriere sie.

Ich befinde mich zu jedem Zeitpunkt an der Quelle schöpferischer Kraft.

Ich vertraue meiner kreativen Kraft täglich mehr und genieße es, Dinge zu erschaffen.

Ich lasse meine Vergangenheit los und genieße von nun an dankbar die schönen Seiten des Lebens.

Ich erkenne die einzigartige Schönheit in mir selbst und um mich herum.

Eine Veränderung tritt nicht dadurch ein, daß wir uns selbst dazu zwingen, uns zu verändern, sondern indem wir uns bewußt machen, was nicht funktioniert.

AUS »LIVING IN THE LIGHT«

Nachwort des Autors

Ich bin weder Ethnologe noch Anthropologe, ich habe weder Jahre in Australien gelebt, noch hatte ich Gelegenheit all die vielen ungewöhnlichen Heilungszeremonien der Aborigines so ausführlich zu studieren oder persönlich auszuprobieren, wie ich dies gern getan hätte. Dennoch bin ich dankbar für die vielen tiefgreifenden Erfahrungen, die ich in den Wochen in Australien machen durfte und die dieses kleine Buch entstehen ließen.

So hoffe ich, daß es mir gelungen ist, ihnen lieber Leser, ein Bild zu vermitteln vom Lebensverständnis der Aborigines und ihrem Umgang mit Krankheit. Ich wünsche mir, daß mein vordringlichstes Anliegen, Sie durch das Suchen und Beschreiben neuer Wege zu motivieren, ebenfalls einen Blick über das Alltägliche hinaus zu wagen, um dadurch zu Erkenntnissen zu gelangen, die Ihnen zu mehr Lebensfreude, Lebenskraft und Gesundheit verhelfen.

Begleitet und motiviert haben mich auf meinen Reisen immer einige Sätze von dem berühmten amerikanischen Philosophen Waldo Trine, der schon um 1900 über den Arzt der Zukunft folgendes schrieb: »Die Zeit wird kommen, wo die Tätigkeit des Arztes nicht darin bestehen wird, den Körper zu behandeln, sondern den Geist zu heilen, der dann seinerseits den Körper heilen wird. Mit anderen Worten, der rechte Arzt wird ein Philosoph und Lehrer sein, und seine Sorge wird es sein, den Menschen gesundzuerhalten und nicht erst, wenn er krank geworden ist seine Heilung zu versuchen.

Der wahre Arzt wird nicht nur den Körper mit Medizin, sondern vielmehr den Geist mit Grundsätzen behandeln. Er wird die Menschen lehren, daß Frohsinn, Wohlwollen, edle Taten, Liebe und Güte auf den Körper ebenso wohltuend wirken wie auf den Geist und daß ein frohes Herz die beste Arznei ist. Positive, reine Gedanken sind die Grundvoraussetzung für die Reinheit des Körpers, für innere Harmonie und ausgeglichene heitere Gelassenheit.

... und noch später wird eine Zeit kommen, wo jeder sein eigener Arzt ist, je mehr er mit den höheren Gesetzen des Lebens Übereinstimmung findet und die Kräfte seines Geistes nutzt.«

In zahlreichen Gesprächen mit Aborigines habe ich ein tiefgreifendes

Mitgefühl und eine großen Portion Respekt für dieses vom Aussterben bedrohte Volk entwickelt. Es bleibt zu hoffen, daß es den wenigen, noch verbliebenen Aborigines gelingt, ihr Erbe aufrechtzuerhalten, damit es uns allen weiterhin wegweisend und motivierend zugleich immer gegenwärtig bleiben kann.

Ich wünsche mir von ganzem Herzen, daß es mir mit diesem Buch gelungen ist, in Ihnen ein kleines Samenkorn zu pflanzen, das von nun an weiter wächst und gedeiht und Ihnen schon bald Früchte in Form von Freude, Liebe und Gesundheit schenken wird.

Mögen wir Menschen weiter den Mut und die Kraft finden, um in Liebe und Achtung mit uns selbst und der Natur zu leben.

Ihr

Ingfried Hobert

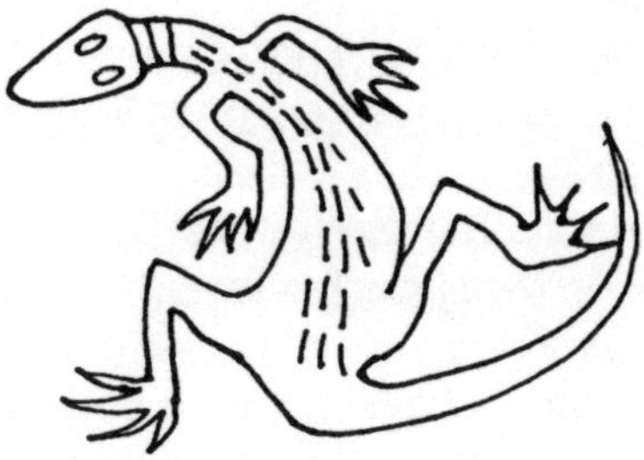

Bezugsadressen

Vor einer Selbstbehandlung mit den beschriebenen Heilpflanzen sollte unbedingt ein Arzt konsultiert werden. Die reinen Buschblütenessenzen können, ebenso wie die sonst erwähnten Pflanzenbestandteile, als Tees, Rinden- oder Blätteressenzen bestellt werden bei:

◇ Kneipp Cure Pty Ltd. H. Tietze, P. O. B. 34, Bermagui NSW 2546, Australien, Tel. (00616493) 45 52 oder Fax 49 00

◇ Med-Control, Abteilung »Australische Wildpflanzenextrakte«, Postfach 6261, 30062 Hannover

Papaja kann man in Deutschland als Konzentrat (mit Zusatz von Kombucha und Grünem Tee) direkt beziehen:

◇ Papaya 35 Super Concentrate: R.O. Schlegel, Arndtstraße 8, 57072 Siegen, Tel/Fax 0271/24986

Auskünfte und Vermittlung von Bestellungen von allen in diesem Buch aufgeführten Heilmitteln:

◇ »Internationaler Arbeitskreis zur Erforschung und Förderung traditioneller Heilweisen«, Ostenmeer 37, 31515 Wunstorf 2,
Fax: (05033) 91 18 79
Australian Branch: Harald Tietze, P. O. Box 34, Bermagui 2546, NSW Australia Tel. (0061) 64 93 45 52, Fax (0061) 64 93 49 00

Der Verein hat sich zum Ziel gesetzt, die Erforschung und Verbreitung traditioneller Heilweisen anderer Kulturen zu fördern und dabei darauf zu drängen, daß die einheimische Bevölkerung ebenfalls am Profit, den ihre einheimischen Pflanzen erwirtschaften, beteiligt wird. Es sollen alternative Strategien zur Nutzung der natürlichen Heilressourcen der Regenwälder (z. B. Gewinnung von Ölen aus Regenwaldbäumen ohne deren Fällung) sowie der Förderung der Wiederaufforstung und des kulturellen Anbaus nicht zuletzt zur Beschaffung von Arbeitsplätzen für die einheimische Urbevölkerung entwickelt werden. Auskünfte über: Krebsheilkräuter und andere Heilpflanzen, deren Produzenten, Großhändler, Veröffentlichungen, Buchautoren, Ärzte und Heilkundige.

Literaturverzeichnis

A. Abbie: The Aborigines of South Australia, Melbourne 1958
H. Basedow: Music and Dance. In: The Australian Aborigines, Adelaide 1925
R. von Braunschweig: Teebaumöle, GU 1996
R. M. Berndt: Aboriginal Man in Australia, Sydney 1969
F. M. Bailey: Medicinal Plants of Queensland-Proc. of the Linnaean Society of New South Wales 5, 1981
A. Barr: Traditional Bush Medicines: An Aboriginal Pharmacopoeia, Melbourne 1988
J. Bosisto: Is the Eucalyptus a Fever destroying Tree? Transactions of the Royal Society of Victoria 12, 1859
J. Birnie: Traumzeit Tjukurrpa, München 1994
B. Chatwin: Traumpfade, München 1990
A. Campbell: Pharmacy of Victorian Aborigines. Australian Journal of Pharmacy 54 , 1973
R. Carlson: Was ist Heilen?, München 1992
L. Cartwright: A Commonsense Guide to Medicinal Plants, Sydney 1984
J. Cawte: Healers of Arnhem Land, University of New South Wales Press, Sydney 1996
T. Cowan: Schamanismus, Kreuzlingen 1997
J. G. Cowan: Offenbarungen aus der Traumzeit, München 1997
I. M. Crawford: Traditional Aboriginal Plant Resources in the Kalumburu Area. Records of the Western Australian Museum. 1982
A. Ehring, Papaya – Das Krebsheilmittel der Aborigines, München 1998
M. Eliade: Kosmogonische Mythen und magische Heilung, Paideuma 1956
A. P. Elkin: Aboriginal Men of High Degree, New York 1945
C. J. Ellis: The Song is the Message, Adelaide 1975
S. L. Everist: Poisonous Plants of Australia, Sydney 1974
H. Gregory: The Genuine Bush Remedy, Brisbane 1985
M. Grieve: A Modern Herbal, London 1931
M. Harner: The Way of the Shaman, San Francisco 1980
I. Hobert: Das Geheimnis der lebenden Buschblütenessenzen (zu bestellen bei: Med-Control, siehe S. 156

I. Hobert: Das Handbuch der natürlichen Medizin, München 1997
I. Hobert; Das Heilbuch für das neue Jahrtausend, München 1997
C. Hedley: Uses of Some Queensland Plants. Proceedings of the Royal Society of Queensland 5, 1889
E. Lassak: Australian Medicinal Plants, Sydney 1983
J. Isaacs: Bush Food: Aboriginal Food and Herbal Medicine, Sydney 1987
J. Lambert: Weise Frauen aus der Traumzeit, München 1996
P. K. Latz: Bushfires and Bushtucker: Aborigines and Plants in Central Australia, University of New England 1982
R. Lawlor: Am Anfang war der Traum, München 1993
E. Leske: Hermannsburg. A vision and a Mission, Adelaide 1981
T. Low: Wild Food Plants of Australia, Sydney 1988
T. Low: Bush Tucker, Sydney 1989
M. Morgan: Traumfänger, München 1995
K. Langloh Parker: Australian Legendary Tales, Melbourne 1898
P. Uccusic: Der Schamane in uns, Genf 1991
J. Reid: Body, Land and Spirit: Health and Healing in Aboriginal Society, Brisbane 1982
N. Scarlett: Bush Medicines: The Pharmacopoeia of the Yolngu of Arnhem Land, 1982
R. B. Smyth: Aborigines of Victoria. Melbourne 1878
W. Strehlow: Wüstentanz, Allensbach 1996
W. E. H. Stanner: The Dreaming, 1956
C. Strehlow: Die Aranda und Loritja Stämme in Zentralaustralien, Frankfurt 1907
T. Strehlow: Medical Practice among the Aborigines of Central Australia, Melbourne 1977
T. Strehlow: Australia's Aborigines, Melbourne 1978
H. Tietze: Die sagenhafte Heilkraft der Papaja, Falken Verlag 1998
R. W. Trine: In Harmonie mit dem Universum, Stuttgart 1991
Ian White: Australian Bush flower Essences, Bantam Book 1991
C. Wilpert: Der Flug des Bumerang, Hamburg 1987
L. J. Webb: The Use of Plant Medicines and Poisons by Australian Aborigines, Mankind 7, 1969